お金をかけない
アンチエイジング!

# 若さを保つ栄養メソッド

精神科医
藤川徳美

方丈社

# はじめに

## 抗加齢（アンチエイジング）で最も大切なこと

いつまでも若々しく健康でありたい、それは多くの人の願いです。人生100年時代といわれる昨今、健康寿命をできる限りのばして、不老長寿をまっとうするのは不可能なことではないでしょう。

そのためにできることは何か。

最も重要なのは、適切な栄養を十分に摂ることです。

運動や休養はもちろん大切ですが、アスリートでもない限りは、すでに知られている常識的な範囲で問題はありません。新しいパラダイムに基づいてアップデートが不可欠なのは、何より栄養なのです。

これまでの栄養学は20世紀までの古い知識でしかありません。本書では21世紀の新しい栄養学である分子栄養学にフォーカスし、何をどのように摂れば不調を治して、若さを保つことができるのか、解説していきます。

食べ物に不自由しない現代の日本。それでも慢性疾患や体調不良に悩まされるのは、さまざまなストレスからくるダメージが主な原因とされています。もちろん、ストレスは不調の原因になりますが、それ以前の話として、そもそもの栄養が満たされていないことが最たる原因だと私は考えています。ストレスによるダメージすら、それをカバーできるだけの栄養で満たせば、軽減できるのです。

**慢性的な疾患、不調の原因は、必要な栄養素の絶対量が足りていない「質的栄養失調」にあります。**

**質的栄養失調とは、「糖質過多＋タンパク不足＋脂肪酸不足＋ビタミン不足＋ミネラル不足」です。**

私が院長を務めるクリニック（ふじかわ心療内科クリニック・広島県廿日市市）では、うつ・パニック・不安障害・統合失調症に悩む患者さんに向けて、分子栄養学に基づいた栄養療法に主軸を置いた治療をおこなっています。一般的な精神科がおこなう薬物治療よりも安全かつ高い治療効果を示していることは、これまでの著書にもつづってきました。

当院では、子どもの発達障害、思春期に多い起立性調節障害、働き盛りのうつ病、産後うつ、高齢者の認知症などを診療しています。また精神科・心療内科の領域以外にも、リウマチ、アトピー性皮膚炎、神経難病、生活習慣病などの慢性疾患も診ています。患者さんの数のバランスでいうと、精神科・心療内科が半分、その他の慢性疾患が半分、といったところです。

当院では現在、精神科・心療内科という枠にとらわれず、慢性疾患や難病の診療をおこなっています。病気を細分化してレッテルを貼ることに便宜上の必要性はあったとしても、本質的な意味はありません。

精神疾患や慢性疾患、および難病は治りにくい病気だと思われていますが、当院の患者さんは、実感として8割以上の方が改善を見せています。栄養療法は患者さんが実践するかしないかで結果が大きく分かれますから、しっかりと実践する方が増えれば、治療成績も上がっていくと思います。いずれにせよ、従来のような薬物だけに頼る対症療法より、高い治癒効果が得られることは確かです。

## アンチエイジングのための分子栄養療法

さて、栄養療法を実践していると、患者さんからは病状改善以外に「ダイエットが目的ではなかったのに痩せた」「運動や歩行が楽になって、行動がきびきびしてきた」などのうれしいご報告を受けます。「肌のシミやシワが消えた」「髪がつやつやになった」など、美容面でも効果があるようです。

また、心の面でも変化が見られます。「休職していた仕事に復職できた」「新しい趣味や勉強をはじめた」「自分で事業を立ち上げた」など、前向きな力を取り戻した方が大勢います。認知症の診断を受けた方も、呼びかけに対する受け答えがスムーズになり、笑顔も増えたと、ご家族が喜んでいるケースも多くあります。

これは取り立てて不思議なことでもないでしょう。分子栄養療法は、不調を改善して健康レベルを上げます。健康レベルが上がるということは、若さが保たれ、健康寿命をのばすことにつながるのです。

「年齢を重ねると、あちこち悪くなる」と、老化現象を嘆く必要はありません。「すでに高齢だから若返り効果は期待できない」と落ち込む必要もありません。若いときの代謝スピードであれば改善は早いのですが、適切な栄養があれば、たとえゆっくりであったとしても、健康レベルの向上、アンチエイジング効果があるのは確かです。

分子栄養学に基づいた栄養療法の原則は、「高タンパク食＋糖質制限食＋メガビタミン＋脂肪酸＋ミネラル」によって質的栄養失調を改善させる、ということになります。そのためのメソッド、プロテイン・ATPセット・アドオンセットについては、既刊の著書で繰り返し述べてきました。

本書はそれらのメソッドを踏まえつつ、脱不調の「その先」、はつらつと若くあるための応用メソッドをご紹介します。

まず、分子栄養学の基本であるプロテインとメガビタミンのアンチエイジング効果について、これまでの実践から明らかになってきたことをお伝えします。日頃とくに不調がない方でも、プロテインとメガビタミンから「若さ」という恩恵を受けることができるのです。はじめない手はありません。

また、プロテインやビタミンについては既刊の著書でも詳説してきましたので、今回はミネラルの解説に重点を置きます。これまでも鉄やマグネシウムなど、断片的には解説をしましたが、本書ではとりわけ重要なマグネシウムを中心にして、ミネラルの効果と摂り方を詳述します。

マグネシウムは（生きるためのエネルギー）ＡＴＰをつくる代謝に欠かせません。また痛みの軽減やアンチエイジング効果などがありますので、マグネシウムを加えた「新ＡＴＰセット」を新たにご紹介していきます。

巻末では、私の本をはじめてお読みになるという方でも実践できるよう、メソッドをまとめて、サプリメントの量や飲み合わせの注意点を付録として掲載します。詳しい理論については、拙著（『うつ消しごはん』『すべての不調は自分で治せる』『メガビタミン健康法』）を併せてお読みいただくと理解が深まります。大切なことは、医師や薬に頼るのではなく、あくまで健康自主管理です。自分の頭で理解し、実践することです。

当院ではすべての患者さんにプロテインの摂取をお勧めし、鉄不足のある方には鉄を処方しますが、ビタミンや鉄以外のミネラルについては、きちんと知識を持っている方にしか勧めません。自ら学ぶという意欲のない方に、間違った摂り方をして欲しくないからです。

これまでの本を読んでくださっている方も、本書でミネラルの知識やサプリメントの情報をアップデートしてください。より健やかな人生を謳歌するために、必ずや役に立つでしょう。

ここで強調したいことは、本書は高価なものや特定の商品を勧めるものではないということです。どこにでもある、ありふれたプロテインやビタミン・ミネラルのサプリメントで十分です。インターネットの通販で良質の品が簡単に手に入ります。

とくに「アンチエイジング」を謳った健康商品には高価なものが市場に多く出回っていますので、注意が必要です。「高価なものだから効き目がある」と考えるのではなく、本書を読んでいただき「どの栄養素をどのくらい摂ればいいか」を考える習慣を身につけてください。健康や若さは「お金持ちの特権」ではありません。自ら考えて実践する人、継続する人が、いつまでも健康で若々しくいられるのです。

お金をかけないアンチエイジング！　若さを保つ栄養メソッド　目次

## はじめに



## 第1章　分子栄養療法で若返る理由
### ――ＡＴＰが若さの決め手

## 第2章 分子栄養学的ミネラルの力

## 第3章 マグネシウムがすごい ――若さと健康の最重要ミネラル

# 第4章 間違いだらけの健康常識

# お金をかけないアンチエイジング！　若さを保つ栄養メソッド

# 第1章

# 分子栄養療法で若返る理由

## ——ATPが若さの決め手

第1章では、分子栄養学に基づいた抗加齢（アンチエイジング）について解説します。まず老化はなぜ起こるのか、酸化・糖化による老化などを見ていきましょう。その上で若さを維持するためには、細胞小器官のミトコンドリアでつくられるエネルギー、ＡＴＰの生産力を上げる必要があることを述べます。プロテインやビタミンなどのサプリメントを十分に摂る必要があることを理解していただけると思います。

普段の食事だけでは、十分なタンパク質やビタミン・ミネラルは摂れません。バランス良く摂るのではなく、十分なタンパク質とビタミンの絶対量、ミネラルの必要量を摂ることが肝心です。まずは質的栄養失調によって、あなたの心身がいかに蝕まれるかを理解してください。その上で自ら栄養療法を実践することが、健康と若さのスタートです。

## 加齢と老化の意味は異なる

人は誰しも歳をとります。年齢を重ねていく、すなわち加齢に抗うことはできませんし、それは悪いことでもありません。無事に一年を積み重ねることができた誕生日は、喜ばしい日です。

では老化はどうでしょうか。老いることはできれば避けたい、幾つになっても若々しくありたいと、多くの人は願うのではないでしょうか。

加齢と老化は同じような意味で使われることもありますが、実際には異なります。加齢は生まれてから死ぬまでの物理的な時間経過のことです。したがって、誰にでも等しく訪れます。

一方、老化は加齢にともなって体の機能が衰えていくことです。筋力、神経伝達速度、肺活量、病気に対する抵抗力などが徐々に低下してしまいます。老化も加齢と同じく誰にでも起こることではありますが、老化の速度や度合いには大きな個人差があります。

加齢は防ぐことはできませんが、老化は防ぐことができます。持って生まれた体質に加え、生活習慣や環境によって、老化の速度や度合いに大きな差が出ます。

年齢だけでは、その人の老化の度合いはわかりません。なぜ個人差が生じてくるのか、その理由がわかれば、予防の方法もわかるということになります。健康自主管理をモットーとする分子栄養療法を実践すれば、アンチエイジングになるということを本書でお伝えしていきましょう。

## 「ヘイフリックの限界」細胞分裂が終わるとき

そもそも、人はなぜ老化するのでしょうか。老化が起こる理由については、細胞寿命説や酸化・糖化、慢性炎症、ＤＮＡの損傷、腸内環境の悪化などさまざまな説があり、人体ではこうしたいくつかの現象が複合的に進んで、老化していくと考えられています。

細胞寿命説とは、細胞分裂には終わりがあり、それが個体の老化や寿命と関連しているというものです。命は受精卵というただひとつの細胞からはじまり、その細胞が分裂を繰り返すことで体はつくられていきます。大人になって一定の成長を終えた後も、細胞は古くなったり傷ついたりすると自己複製し、つねに新しい正常な細胞に置き換わります。そうして生命活動は維持されているのです。

体を構成している細胞が衰えを知らず、つねに新しく元気であれば、若々しく健康でいられ、不老不死も叶うのかもしれません。しかし、細胞分裂の回数には限界があります。

これを「ヘイフリックの限界」といいます。

かつては、生物の細胞は「無限に分裂できる」と考えられていました。しかし、1961年にアメリカの科学者・ヘイフリックは「正常な細胞を培養する過程で、細胞分裂が停止してしまう現象」を発見したのです。

細胞分裂は培養細胞を増殖させ、40〜45世代まで増殖を繰り返したあと、スピードがスローダウンし、ついには停止してしまいます。細胞分裂の回数は種や個体によって異なりますが、人の場合は約50回で限界を迎えるといわれます。

若い頃は活発だった細胞分裂は、それを繰り返すうちにペースがスローダウンしてしまう。つまり個体の老化と同じです。やがては停止して細胞の死を迎えることになるのです。

## 「テロメアの短縮」が細胞分裂を停止させる

なぜ、細胞は一定の回数以上は分裂することができないのでしょうか。ヘイフリックの限界に至るその理由のひとつが、「テロメアの短縮」という現象です。テロメアとはギリシャ語で「末端」を意味する言葉で、その名の通りDNAの末端部分のことを指します。

テロメアは、染色体（DNAとタンパク質が集まった構造体）の構造を安定化させるなどの役割がありますが、細胞分裂でＤＮＡが複製されるたびに、テロメアの端っこのほうから徐々に短くなってしまいます。

細胞分裂が繰り返され、テロメアがある一定の限度を超えて短くなると、染色体の構造が不安定になり、大切なＤＮＡ配列が乱れてしまいます。その結果、細胞はそれ以上分裂できなくなってしまう、というわけです。

人の細胞の中には、脳の神経細胞や心臓の筋肉細胞のように「分裂しない細胞」もあります。「細胞の寿命」と細胞が集まった「個体の寿命」が、どれくらい関連しているのか、具体的な仕組みについては定かではありません。

とはいえ、老化した細胞の蓄積が、体全体の老化につながることは確かであると見られています。実際に赤ちゃんのテロメアは長く、高齢者のテロメアは短い。こうしたことから、テロメアは「命の回数券」とも呼ばれています。

## ヘイフリックの限界の延長とテロメア短縮の予防

適切な栄養補給を継続すれば、自然でゆるやかな形でヘイフリックの限界を延長し、テロメアの短縮を予防することにつながります。

一般的にテロメアは酸化などが原因となって短縮が早まるとされますので、こうした外的ストレスからテロメアを守ることで、短縮をゆるやかにすることが大切です。

ヘイフリックの限界に至る理由のひとつに、生体膜（細胞膜、ミトコンドリア膜、核膜）の自動酸化という現象があります。生体膜にある不飽和脂肪酸に自動酸化が起こり、活性酸素、過酸化脂質がＤＮＡを攻撃することによって、テロメアが短縮するのです。

しかし、そこに不飽和脂肪酸の自動酸化を防ぐビタミンＥがあれば、テロメアを酸化から守ることができます。ヘイフリックの限界が延長され、細胞数分裂のスピードがスローダウンせず、アンチエイジングになります。ビタミンＥはミネラルのセレンと一緒に働いて、生体膜の自動酸化を防いでくれるのです。

ビタミンＥの量をｄ-α-トコフェロール換算で１００㎎の濃度にすると、細胞数分裂のスローダウンが予防できます。１００㎎の体内濃度を保つためには、体重50kgの人の場合、５００㎎（７５０ＩＵ）が必要になります。ビタミンＥの摂り方は、巻末の付録に掲載した「新ＡＴＰセット」を参照してください。

テロメアの短縮を予防するためには、適度な運動も大事ですので、ウォーキングやストレッチなど、無理のない範囲で日々の運動習慣をつくると良いでしょう。

## 活性酸素による酸化で老化が進む

現在、老化の原因として最も影響が大きいと考えられているのが、活性酸素による細胞の酸化です。ヘイフリックの限界も、酸化によってテロメア短縮が加速されることで早まってしまいます。

人が生きて呼吸をする限り、酸化からは逃れられません。ご存じの通り、人は酸素を体内に取り込んで、二酸化炭素を吐き出します。取り込まれた酸素は、まず気管を通って肺に行きます。肺には肺胞という小さな部屋が6億個以上あり、酸素は肺胞の薄い膜を通り抜けて、肺胞表面の毛細血管を流れる血液中のヘモグロビンに吸収されます。

ヘモグロビンは鉄（ヘム）とタンパク質（グロビン）が結びついたもので、全身に酸素を行き渡らせる運送屋です。ヘモグロビンによって細胞に運ばれた酸素は、細胞の中の小器官ミトコンドリアに送り込まれます。そこでエネルギー代謝がおこなわれ、生きるためのエネルギーであるＡＴＰがつくられます。

酸素は私たちが生きるエネルギーを得るためになくてはならないものですが、ミトコンドリアの電子伝達系で酸素を利用すると、電子伝達系をこぼれ落ちた電子に酸素が作用し、約３％の酸素が活性酸素となってしまいます。

活性酸素はあらゆる物質を酸化させる強い力を持っており、鉄がサビるように、細胞がサビてしまいます。細胞を包む細胞膜が酸化されると、サビ＝過酸化脂質が生じて硬くなり、細胞の機能が落ちてしまいます。

こうして遺伝子の酸化が繰り返されると、異常な細胞分裂が起こり、がん化することもあります。活性酸素はあらゆる細胞を傷つけてしまうのです。

活性酸素による酸化ダメージで細胞は傷つき、若さはどんどん失われ、老化は促されます。がん、シワ、シミ、糖尿病や脂質異常症、動脈硬化など生活習慣病のリスクが高まり、寿命にも悪影響を与えてしまいます。

## 抗酸化物質が必要不可欠である理由

活性酸素は年齢とともに体内で発生する量は増えます。それに加えて、ストレス、タバコ、激しい運動、多量のアルコール、睡眠不足なども活性酸素が増える要因になります。活性酸素を増やし、老化を促進する因子は、身の回りに数多く存在しているのです。

だからこそ、体内で増えた活性酸素を除去していくことが、アンチエイジングには不可欠です。活性酸素による酸化の害から体を守る「抗酸化物質」を積極的に取り入れる必要

## 代表的な4種類の活性酸素

**スーパーオキサイド**　酸素を使ったエネルギー代謝の際に発生する活性酸素。

**過酸化水素**　スーパーオキサイドが、SOD酵素に分解された後に生まれる活性酸素。スーパーオキサイドや金属元素と反応すると、ヒドロキシラジカルが生まれる。

**ヒドロキシラジカル**　毒性が最も強い活性酸素で、がんや生活習慣病、慢性疾患、老化の直接的な原因となっている。

**一重項酸素**　毒性の強い活性酸素。紫外線を繰り返し浴びていると、皮膚の細胞中に大量に発生し、皮膚がんを強力に促す。

## 体内で合成される強力な抗酸化酵素

**・カタラーゼ**
**・SOD（スーパーオキサイドディスムターゼ）**
**・グルタチオン・ペルオキシダーゼ**

※これらの酵素の原料となる物質
**鉄**：カタラーゼ
**亜鉛、マンガン**：SOD（スーパーオキサイドディスムターゼ）
銅/亜鉛SODは細胞質に存在、マンガンSODはミトコンドリア内に存在。
**セレン、NAC（N-アセチルシステイン）**：グルタチオン・ペルオキシダーゼ

## 外から取り入れられる主な抗酸化物質

**ビタミンC、ビタミンE、ビタミンA**
**ポリフェノール（とくにフラボノイド）、カロテノイド**など

があります。抗酸化物質は「あると良い」程度のレベルではなく、ないと若さと命が脅かされるほどに、大切な働きをしています。

分子栄養学を提唱した三石巌先生は、活性酸素の害が現在のように広く知られる前から、抗酸化について研究され、強い活性酸素に対抗するスカベンジャー（抗酸化物質）の効果について明らかにされました。

三石理論の治療原則は、「高タンパク食＋メガビタミン＋スカベンジャー（抗酸化物質）」です。酸化防止は、私が実践する分子栄養療法における大きな柱です。

**酸化を防止するビタミンとしては、ビタミンC、ビタミンE、ビタミンAがあります。とくにビタミンCとビタミンEの併用は重要です。**ビタミンCを大量摂取すると、C自体が酸化してしまう「ビタミンCの突出」という現象が起きます。これを防いでくれるのがビタミンEです。後述する「新ＡＴＰセット」には、ビタミンCとビタミンEが含まれています。ぜひ実践なさってください。

## 糖化は老化促進物質ＡＧＥｓを増やす

酸化と並んで老化を促進する要因となるのが「糖化」です。

酸化は「体のサビ」と呼ばれる一方、糖化は「体のコゲ」とも呼ばれます。糖化は、余分な糖質が体内のタンパク質などと結びついて変性し、細胞などを劣化させるＡＧＥｓ（糖化最終生成物）をつくり出す反応です。ＡＧＥｓは老化を促進させる物質ですので、できるだけ増やさないようにすることが肝心です。

糖化は発見者の名前を取って、メイラード反応と呼ばれています。砂糖と卵などのタンパク質を含むホットケーキが、こんがり褐色に焼けるのも糖化＝メイラード反応です。これと同じことが人の体内で起きると、さまざまなトラブルが起きます。

糖化は体内で隠れて進行していきますが、それが見える形で現れるのが肌トラブルです。糖化が進むと、肌のシワやくすみ、シミなどが目立ってくるのです。肌全体の顔色も褐色を帯びてきます。これは肌のコラーゲンが糖化してくるからです。

トラブルは肌だけではありません。白内障の場合は、眼のレンズのタンパク質の部分が糖化することで白っぽく変色します。糖化は動脈硬化やアルツハイマーとの関連も指摘されています。

糖化によってつくられるＡＧＥｓという物質が、内臓をはじめとする体内組織に作用して、多くの病気の原因となってしまいます。

## 糖化が内臓に影響を与えると深刻に

糖化によって肌のハリを保つコラーゲン繊維が破壊されると、肌は弾力を失ってしまいます。また、糖化によって生み出された老廃物が皮膚の細胞に沈着すると、シミやくすみとなって肌の透明感が失われます。あるいは髪のタンパク質が糖化すると、ハリやツヤがなくなってしまいます。

糖化によって生まれるＡＧＥｓはホットケーキの表面のように、褐色で硬いのが特徴です。ＡＧＥｓが肌や髪に影響を与えると、老けた印象になってしまいます。

肌表面だけでなく、糖化が血管や内臓に影響を与えると、病気のリスクが高まります。血管の組織が糖化によってもろくなり、血管壁に炎症が起こりやすくなってしまいます。動脈硬化が進行し、悪化すれば心筋梗塞や脳梗塞などにもつながります。

また、腎機能低下も深刻です。腎臓は老廃物を含んだ血液をろ過して尿をつくります。ろ過する膜はタンパク質ですから、これが糖化すると本来のフィルターの働きを失ってしまうのです。腎機能が低下すると、血液中のタンパク質が尿に漏れ出す、タンパク尿となります。

さらに骨では骨粗しょう症、眼ではドライアイや白内障、網膜症なども、糖化が引き起こしているといわれています。

糖化は、アルツハイマー病との関連も指摘されています。健常な高齢者と比較して、アルツハイマー病患者の脳には、約3倍ものＡＧＥｓが蓄積されていたという報告もあります。糖尿病患者は腎臓や目の細い血管がＡＧＥｓによってもろくなってしまうため、合併症のリスクも高まってしまいます。

では、どうすれば糖化を防ぐことができるのでしょうか。

**糖化を阻止するために最も確実なのは、精製された糖質、つまり砂糖、小麦、白米を控えることです。**

**お菓子や甘い清涼飲料水などは急激に血糖値を上げますが、これが糖化の元凶です。**中でも糖化しやすいのが、果糖ブドウ糖液糖などの「異性化糖」です。なんとブドウ糖の10倍以上の糖化リスクがあります。

異性化糖はお菓子などの加工品以外にも、ドレッシングやレトルト食品にも多用されていますので、なるべく避けるようにしてください。

ＡＧＥｓが含まれる食べ物を控えるのも、ひとつの方法です。ＡＧＥｓは揚げ物など高温で調理をした食品に多く存在します。コゲた部分にもあります。

とはいえ、食べ物に含まれるＡＧＥｓを消化吸収するのはわずかですし、明らかにコゲた部分は消化吸収できません。焼いたり揚げたりしたものをいっさい取らないなどと神経質にならず、糖質の摂り過ぎを控えることのみで良いでしょう。

## プロテイン＋メガビタミンはマイナス10歳肌

タンパク質とビタミンを十分に摂っている人、すなわちプロテイン＋メガビタミンの摂取を継続している人の肌は、とてもきれいです。血色が良くなり、シミも薄くなり、シワも目立たなくなります。

診察室に入ってきて顔を見た瞬間に、その変化は一目でわかります。

とくに女性はこのことをご自分でも実感されている方が多く、「肌の調子が変わりました」「化粧のノリがすごくいいです」といわれます。

これを継続していけば、やがては「マイナス10歳肌」になるのは確実です。

『うつ消しごはん』『すべての不調は自分で治せる』『メガビタミン健康法』で詳述していますが、大切なことですので、ここでもしっかり述べたいと思います。

**まずはタンパク質を十分に摂ることが、すべてのスタートです。タンパク質をしっ**

かり摂れるようになってから、ビタミンやミネラル摂取に進んでください。

**男女ともにプロテイン1日20g（60cc）×2回を継続しましょう。**プロテインは太るから嫌だという人は、勘違いをされています。肥満は体脂肪が増加した状態です。太ってしまう直接の原因は、糖質の過剰摂取です。

朝夕、12時間ごとにプロテイン（ソイではなくホエイプロテインです）を飲む習慣が、まずは重要です。それだけでも心身の不調が改善し、肌の調子も変わってきます。プロテインは美容面においても大きな効果を発揮してくれるのです。

そもそも皮膚の老化は、「コラーゲンの劣化によるシワ・糖化と酸化によるシミ」が大きな原因です。糖化でＡＧＥｓが蓄積し、酸化で過酸化脂質（リポフスチン）というシミの元が蓄積します。「皮膚は内臓の鏡」という言葉があります。皮膚にシミが多いということは、肝臓にもシミ、心臓にもシミ、脳にもシミ、腎臓にもシミがあるということです。

体内のシミは、体のダメージが蓄積していることを意味します。

皮膚にシミがないということは、体内にもシミがない。つまり酸化・糖化によるダメージがないということです。

マイナス10歳肌を実感できたとき、臓器も10年若返ることになり、寿命も10年延長されると思って良いでしょう。健康と美容は分かれているのではなく、健康は美容に端的に表

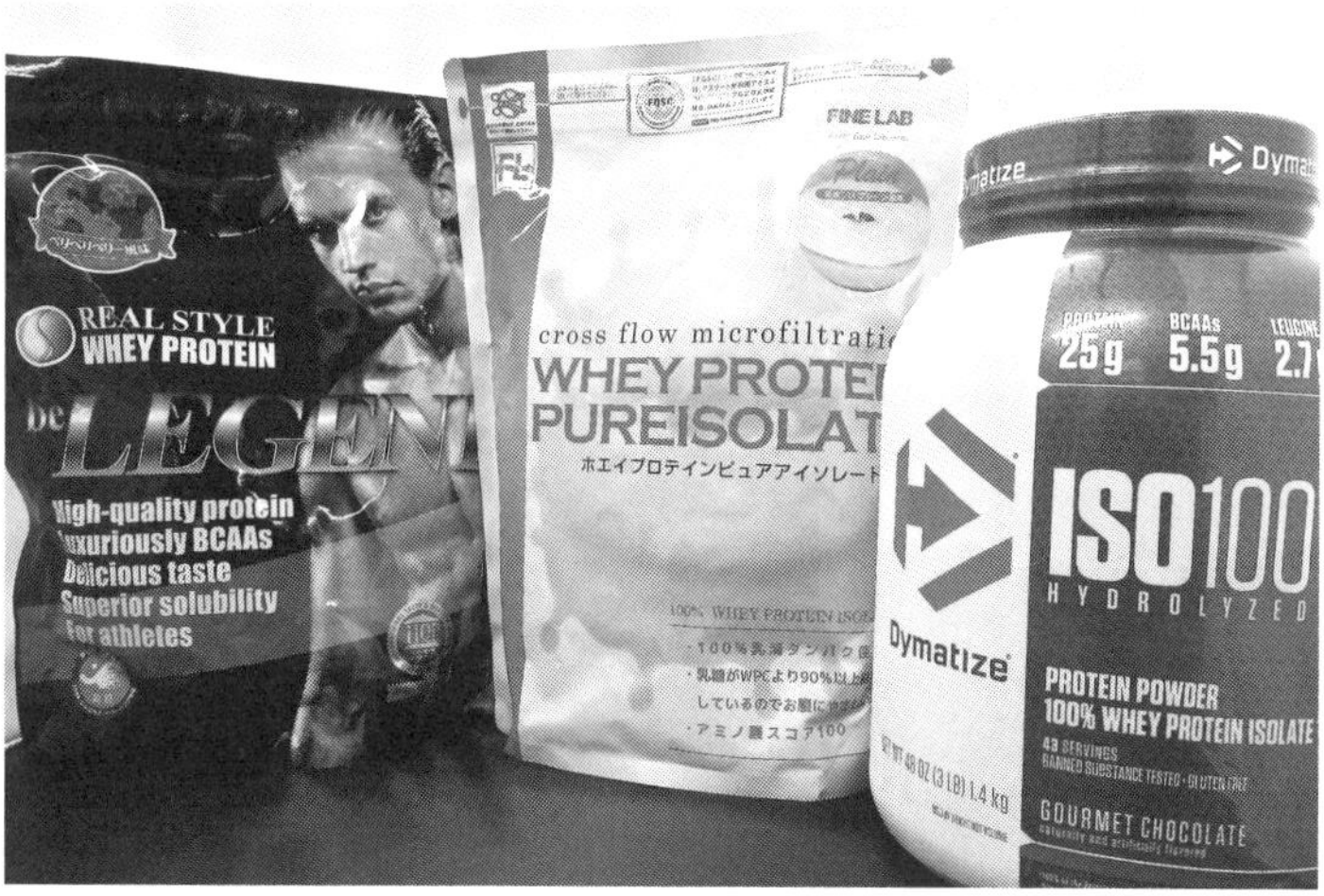


左からビーレジェンド、ファインラボ、ダイマタイズのプロテイン

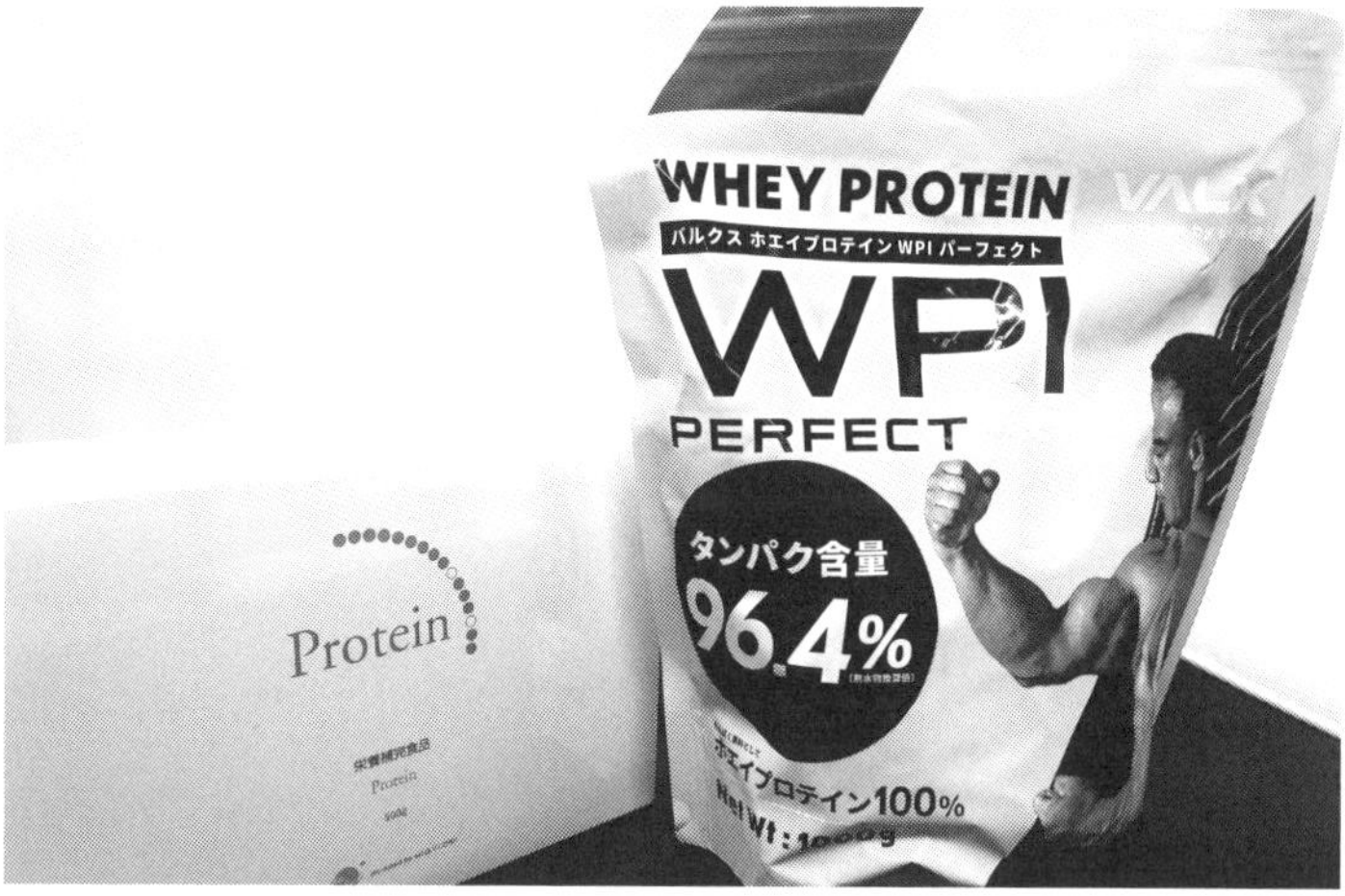


左からメグビープロ、バルクスホエイプロテインWPIパーフェクトのプロテイン

れる、ということです。シミやシワが気になるなら、まずは栄養、まずはプロテインです。

## メガビタミンで10年来のシミが消えた⁉

分子栄養療法（プロテインやメガビタミン）で肌のトラブルが消えた、肌の状態が良くなったという報告をしてくれる方は少なくありません。

同じ広島県にある「奏音《かのん》こどものこころクリニック」の児童精神科医・上領直子先生は、分子栄養療法に基づいた治療を実践され、患者さんにもわかりやすくタンパク質と鉄、ビタミンの大切さを伝えておられます。

最初に栄養の大切さを知ったのは、子どもの発達のための運動療法セミナーだったそうです。そこでビタミンの必要性を学び、ご自身でもビタミンB12を飲みはじめたそうです。

その後、三石巌先生や私の本を熟読され、分子栄養療法を知ることになります。「ビタミンB群はセットで摂る必要がある」といった知識を得てから、高タンパク食とビタミンB群、ビタミンC、ビタミンE、鉄、マグネシウムなどを摂るようになりました。当時、慢性的なストレスで眠りが浅いときもあったので、ご自身の不調を改善・予防するために飲みつづけました。そのおかげで、体調不良で仕事に穴をあけたり、病気で寝込んだりする

 こともなく、元気に過ごすことができるようになったそうです。

ただ10年前に妊娠・出産を経験して以来、頬のシミに悩まされてきたそうなのです。シミに効くという謳い文句の薬をドラッグストアで買って試しても、変化がありませんでした。シミは生理の辛さを軽減するために、以前はピルを飲んでいたことも影響していたのではと、ご自分で分析されていました。

そんなある日、驚くことが起こりました。高タンパク食とメガビタミンをはじめてしばらくたったある日、ふと鏡を見たところ、かなり濃かったシミがひとつ丸ごと消えていたのです。「大きなシミが1個丸々消えるって本当!?」と、その効果にとても驚いたそうです。そのときの写真をブログにアップされていましたが、完全にシミが消えてなくなっていました。

それまでは、シミを隠そうとしてファンデーションを厚く塗っていたそうですが、それもしなくてよくなり、朝の準備も楽になったそうです。体調を維持できたうえに、シミまで消えるという思わぬプラスアルファに喜んでおられました。

ご自身の生理の辛さは、甘いもの好きなどの質的栄養失調が原因だったそうで、今ではピルを用いることもなくなったそうです。「体にきちんと必要な栄養素が行き渡れば、体は自然に望ましい状態をつくり出そうとしてくれる」と、身をもって実感されたのだそうです。

## ＡＴＰ産生力が下がると細胞が老化する

ＡＴＰ（adenosine tri-phosphate）は、アデノシンという成分に３つのリン酸が結合した物質で、ミトコンドリアという細胞小器官でつくられます。ＡＴＰは生体内のエネルギーを貯蔵したり、供給したり、運搬を仲介したりする、とても重要な物質です。そのため、生きるための「エネルギー通貨」と呼ばれたり、電気に例えられたりします。

私たちは日々電気を消費しながら生きていますが、それと同じように人はＡＴＰをつくり、消費しながら生きているのです。呼吸をはじめ、生命活動のすべてにＡＴＰが必要です。

生体のエネルギー代謝の目的は、必要に応じてこのＡＴＰをつくり出すことです。食事から得た糖や脂肪が持つエネルギーは、ＡＴＰという分子に変換されて、はじめて「使える」ということになります。

もう少し詳しくいえば、ＡＴＰ（アデノシン三リン酸）が分解されて、ＡＤＰ（アデノシン二リン酸）になるときに生じるエネルギーのみが、生命エネルギーとして使われるのです。

ＡＴＰがないと人は動くことができません。実際に電気が停電になったら、生活や仕事に大きな支障が出ますし、それがつづけば社会や経済は大打撃です。

猛毒の青酸カリはご存じだと思いますが、そのメカニズムを知れば、ＡＴＰがいかに大事かがわかります。青酸カリは、エネルギーの発電所であるミトコンドリアの「電子伝達系」という代謝を妨げ、ＡＴＰの生産をストップさせてしまいます。ミトコンドリアという「発電所」が止まると、生命エネルギーの供給がストップしてしまうことから、飲めばたちどころ死に至るのです。

## 若さと健康のためにＡＴＰを安定供給

ところで、人はいったい１日にどれくらいのＡＴＰを使っているのでしょうか。ひとつの細胞にはなんと10億個ものＡＴＰが含まれており、毎日自分の体重と同じくらいのＡＴＰを生産しては消費しています。ＡＴＰを蓄えられるのは数分間。それほど素早い回転で、人はＡＴＰの生産と消費を繰り返しています。

若さと健康のためには、電力と同じく「安定供給」が必要です。足りなくなるとフラフラ、イライラしてきて、慢性的なＡＴＰ不足がつづくと、何らかの不調や慢性疾患を発症してしまいます。

現代の質的栄養失調は、「糖質過多＋タンパク不足＋脂肪酸不足＋ビタミン不足＋ミネラル不足（鉄を含む）」に原因があると考えられます。このような食事をつづけることで、エネルギー代謝が上手くいかなくなり、エネルギー不足になります。いきいきと元気に過ごすためには、ＡＴＰをつくる栄養の「安定供給」が必須となります。

## 元気の源、ＡＴＰはどのようにつくられるのか

ではこの生きるエネルギー、ＡＴＰを十分につくるには、どのような栄養が必要でしょうか。エネルギーは、グルコース（ブドウ糖）や脂肪酸からつくられます。これまでの本でも詳しく紹介していますので（『うつ消しごはん』『すべての不調は自分で治せる』）、ＡＴＰ生成の過程については参照なさってください。

大切なことは、糖質中心の食事から、「高タンパク＋中脂質＋低糖質食」に変えると、たくさんのＡＴＰが得られる、ということです。

しかし、その代謝が上手くいくためには、ビタミン・ミネラルなどの補酵素、補因子が十分あるということが前提になります。エネルギー代謝においてとくに重要なのが、ビタ

ミンB群、鉄、そしてマグネシウムです。

ミトコンドリアでATPをつくる能力が低下すると、さまざまな細胞機能が低下します。それが細胞の老化や細胞死を促すことになり、老化を進めてしまいます。

若さを維持するためには、エネルギーの生産をするミトコンドリアを健康に維持し、ATP生産を押し上げる「新ATPセット」が有効です。

## プロテインとサプリメントの意義

サプリメント大国のアメリカにおいて、実践的な指導をしてきた医師、マイケル・ジャンソン博士は、「なぜサプリメントが必要なのか」ということについて、著書（『今日からあなたもビタミン革命』中央アート出版社）で再三にわたって言及しています。

20世紀末に出された本ですが、当時から問題視されていた現代農業の有害性、フリーラジカル（活性酸素）の危険性、トランス脂肪酸の注意喚起を説いています。そして「多くのアメリカ人は栄養素を過剰どころか、最小限度の量さえ摂っていない」などと指摘しています。

アメリカでは1950年代からビタミン・ミネラル、アミノ酸、フラボノイドなどのサプリメントを用いる治療法は、医学会の権威から無視され、攻撃されてきました。政治的な圧力も強く、それは現在でもつづいています。

たとえば、ビタミンEへの攻撃については『うつ消しごはん』でも述べましたが、ジャンソン博士によると、8割の医師はビタミンEの価値を認めていて、「一般大衆に勧めるのに十分な研究はないが、私自身はそれを摂っている」といっています。

日本の医師も同じようなものです。実際はビタミンCなど、どう考えてもあらゆる面で有益でしかないサプリメントの摂取に対して、攻撃する人がいるのです。

アメリカを中心とした栄養療法（オーソモレキュラー）では、(肉をよく食べる習慣から) タンパク不足が比較的少ないことから、プロテインの重要性はあまり説かれていませんが、三石理論では最重要とされています。先行する海外での実績と、日本の英知である三石理論を組み合わせた実践が重要です。糖質を控えて、プロテイン・サプリメント摂取を意識すれば、新時代の確かな分子栄養療法の実践となるはずです。

## サプリメントの必要量――確率的親和力

ではいったい、人はどれくらいの量のサプリメントを飲めば良いのでしょうか。

その目安はプロテイン1日20g（60cc）×2回に加え、基本メソッド「新ATPセット」をつづければ良いでしょう。健康維持や病気予防を強化したい人は「アドオンセット」を加えていただければ大丈夫です（巻末付録を参照）。

とはいえ、必要とするビタミンの量は人それぞれ異なります。同じ食事、同じサプリメントを摂っていても、質的栄養失調が起こりやすい人と起こりにくい人がいます。それぞれの顔や体格が異なるように、遺伝子には個体差があり、代謝酵素の立体構造も異なるからです。

たとえば、ビタミンB1はエネルギー代謝の際に補酵素として働きます。補酵素は英語でコエンザイム（Coenzyme：Co=補う、enzyme=酵素）といいます。コエンザイムQ10というサプリメントがありますが、これも補酵素のひとつです。

酵素が体内で働くためには、補酵素が必要不可欠です。代謝酵素と補酵素（ビタミンB1）が結合することで、エネルギー代謝がおこなわれます。

酵素と補酵素が結合するというのは、カギとカギ穴が合わさるようなイメージです。そのカギとカギ穴の形がちょうどよくマッチすれば、代謝がスムーズにおこなわれます。しかし、このカギとカギ穴の形が悪くてマッチしないことも起こり得ます。

この結合する確率のことを、「確率的親和力」といいます。すべての酵素と補酵素が結合する場合は「確率的親和力＝１」となります。１００％結合するという意味です。代謝酵素の形が少し悪くて、2回に1回しか結合できない場合は「確率的親和力＝０・５」、50％結合することになります。さらに形が悪くて、10回に1回しか結合できない場合は「確率的親和力＝０・１」、10％結合することになります。

このように人それぞれ遺伝子が異なることから、代謝酵素の形も異なります。よって補酵素となるビタミンが結合する割合も、人それぞれ変わってくるのです。

「確率的親和力＝０・１」では、エネルギー代謝が１／10の効率になることから、スムーズではありません。これは質的栄養失調の状態だといえます。

では、どうすればいいのでしょうか。

この場合、補酵素であるＢ１の濃度を10倍にすれば良いのです。10回に1回しか結合しなくても、10倍の補酵素があれば、結合できる酵素の数は増えます。そのためには、ビタミンＢ１をたくさん摂取する必要があります。そうすれば代謝がスムーズになる、というわけです。

このことを三石巌先生の分子栄養学では、「パーフェクトコーディング理論」と呼んでいます。

## 弱点をサポートするメガビタミン

たとえばビタミンB1不足は脚気《かっけ》の原因になりますが、同じ栄養を摂っている人でも脚気になる人とならない人、重症化する人としない人がいます。脚気になりにくい人や軽い人は確率的親和力が高い、重症になる人は確率的親和力が低い、ということになります。

確率的親和力はいわば体質のようなもので、血液検査などで調べることはできません。もし両親や祖父母が90歳前後くらいの長生き家系であれば、確率的親和力が高いといえます。その場合は、糖質制限がゆるめだったり、ビタミン摂取量が少なかったりしても、長寿の見込みがあるでしょう。そんな人が栄養補給をしっかり実践すれば、100歳まで元気でいられるかもしれません。

一方、ほとんどの人は脳卒中家系、心疾患家系、糖尿病家系、がん家系など、遺伝的弱点を持っています。たとえそうであっても、若いうちから積極的に高タンパク／低糖質食＋鉄＋メガビタミンを実践すれば、病を避けることができます。

つまり、家系に病気がちな傾向がある人は、先天的に病気のリスクがあるのではなく、先天的にビタミンをメガ量（たくさん）必要とする体質である、と捉え直せば良いのです。遺伝的に弱点があるなら、あらかじめビタミン・ミネラルで体質をサポートしておけば問題ない。そういう考え方です。

がんの予防にはビタミンＡが必須ですが、私自身はがん家系ではないので、ビタミンＡの必要量はそれほど多くありません。私も妹もビタミンＡの必要量がすぐに満たされるのか、かゆみなどの過剰症が出るので控え目にしています。

いずれにせよ、慢性疾患は「コーディング障害」であるといえます。ＤＮＡの遺伝子情報に基づき、タンパク質をつくっては壊しを繰り返しているコーディング。その遺伝子的弱点は、プロテインやメガビタミンで克服できるのです。

## サプリメントが不要な人はいない

確率的親和力が高ければ、わずかな栄養量でも効率的に使われるので、ビタミンのサプリメントも必要ないのでしょうか。

いいえ、そんな人はほとんどいません。何らかの不調を改善したい人はもちろん、自分は健康だと思っている人でも、自覚症状がないまま老化が進んでおり、さまざまな慢性疾患のリスクを抱えています。

欧米でオーソモレキュラーを切り拓いたカナダの精神科医、ホッファー。その著書、

*Orthomolecular Medicine for Everyone* によると、ほとんどの女性は血中ビタミンB濃度が低く、とくにビタミンB6、葉酸、ビタミンC濃度が低いことが記されています。

仮に、確率的親和力が高い人であっても、現代は食品からのビタミン・ミネラルが摂りづらくなってきています。今やサプリメントが不要な人はいないのです。ビタミンはサプリでちょっと補給するのではなく、メガ量（たくさん）摂取する必要があるのです。

**ただし注意が必要なのは、「メガビタミンはあっても、メガミネラルという考え方はない」ということです。**

**ミネラルの場合は確率的親和力のような個体差はありませんので、その人が不足している量＝必要量を摂っていれば大丈夫です。**

たとえば当院では、鉄はフェルム100㎎＋NowアイアンＮ36×3錠、つまり1日200㎎程度は普通に投与しています。それ以上投与しても、吸収できないと思います。

あるいはマグネシウムなら、1日400～800㎎。お腹がゆるくならない最大量まで大丈夫ですが、ゆるくなったら減量するようにしてください。私はマグネシウム400㎎を摂っています。

コラム

# 「プロテイン・ファーストの会」マニフェスト

国民の健康レベルを向上させることによって、経済効率を高めて経済成長を促す。そのためには次のような政策も重要でしょう。医師や薬に頼りきりでは、高齢化社会で医療費は膨らむばかりです。医療費が個々人の健康に本当に寄与しているなら、もちろん問題はありません。

しかし現状はどうでしょうか。病院通いの常態化、薬の過剰摂取といった傾向は、個々人の幸せにつながっているのでしょうか。

本当に大切なことは、一人ひとりの健康レベルを上げることです。できる限り医師や薬に頼らないで、いきいきと暮らせる社会をつくることです。

誰か立候補する方はおられませんか？

**【政策】**

・毎日卵3個を食べることを推奨する。業界に増産のための補助金を出す。
・ホエイプロテインを毎日2回飲むことを推奨する。業界に増産のための補助金を出す。
・学校給食の牛乳をミルクプロテインに変更する。
・学校給食に毎回卵料理を追加する。
・全国の女子中高生にＮｏｗアイアン36㎎を配布する（鉄不足の解消）。
・これらの政策により、10年後に医療費を半減させる。

# 第１章まとめ

・20代から抗酸化力が減り、40代からは老化スピードが加速する。抗加齢（アンチエイジング）のために酸化防止（活性酸素を増やさないこと）を心がける。

**↓喫煙、アルコール、ストレス過多、睡眠不足など、活性酸素の増大リスクを減らす。**

・健康とアンチエイジングのために質的栄養失調を改善する。「バランスの良い食事」では、十分なタンパク質やビタミン・ミネラルが摂れない。

**↓プロテイン１日20ｇ（60㏄）×２回を継続し、ビタミン、ミネラルはサプリメントで摂取。**

・老化促進物質（ＡＧＥｓ）を増やさないために、糖化防止を心がける。

**↓精製された糖質である砂糖、小麦、白米を控える。**

・活性酸素の働きを抑える抗酸化ビタミンを意識する。

**↓ビタミンＣ、Ｅ、Ａが重要。とりわけビタミンＣとＥは併用して十分に摂る。ＣとＥが含まれる「新ＡＴＰセット」が有効（巻末付録を参照）。**

# 第2章

# 分子栄養学的ミネラルの力

ミネラルは岩や土に含まれる無機質成分ですが、人の臓器や組織の反応を円滑に働かせるために必要なものです。ミネラルは体の中でつくり出すことができないため、食物として摂取する必要があります。不足すると、欠乏症やさまざまな不調が発生します。

ミネラルは、体内で影響を与え合って働くため、バランス良く摂ることが求められます。

分子栄養療法において、ビタミンは「メガ（大量の）ビタミン」が必要です。しかしミネラルは、「メガミネラル」を摂る必要はありません。ミネラルは必要量を摂れば、それで十分です。

本章では分子栄養学において重要なミネラルの鉄、亜鉛、セレンについて解説します。とりわけ重要なマグネシウムについては、第３章で詳述します。

## 人体で重要な役割を担うミネラル

体を構成する元素のうち、酸素、炭素、水素、窒素の4つの元素が、全体の約96%を占めています。それ以外の元素を総称してミネラル（無機質）と呼びます。

ミネラルは人体に少量しかありませんが、体の構成成分となったり生理機能を調整したりするなど、重要な役割を担っています。

ミネラルのうち、健康を維持するために欠かせない16種類を必須ミネラルといいます。必須ミネラルは、体内に比較的多く存在する主要（多量）ミネラルと、量が少ない微量ミネラルに分けられます。

**〈16種類の必須ミネラル〉**

**・主要（多量）ミネラル：7種類**

ナトリウム、カリウム、カルシウム、マグネシウム、リン、硫黄、塩素

**・微量ミネラル：9種類**

鉄、亜鉛、銅、マンガン、ヨウ素、セレン、クロム、モリブデン、コバルト

厚生労働省では、必須ミネラル16種類のうち、硫黄、塩素、コバルトを除く13種類に1日の食事摂取基準を定めています。ミネラルは過剰症もあるため摂取量には注意が必要ですが、国が定める摂取基準では足りないものがほとんどです。

カルシウムやリン、マグネシウムはみなさんもご存じの通り、骨や歯など硬い組織を構成する成分です。鉄、マグネシウムはエネルギー代謝に不可欠なもので、分子栄養療法の実践では重要なミネラルです。亜鉛やセレンは免疫力を高めるミネラルです。

ナトリウム、カリウム、カルシウム、マグネシウム、リンは体液に溶けて電解質として分布し、ペーハーバランスや浸透圧の調節にも作用します。また、多くのミネラルは酵素、各種ホルモンの分泌調節など、生理機能に関与しています。

## 土壌ミネラルの減少が止まらない

持続可能な開発目標（ＳＤＧｓ）が注目されている昨今、私たちが生きている環境の質は著しく低下しています。海洋汚染、大気汚染、水質汚染が叫ばれるなか、作物が育つ農地の土壌汚染や栄養不足も大きな問題となっています。

普通のスーパーで売っている野菜は、味も香りもしなくなりました。現在の農業のやり方に問題があり、土壌のミネラルが減少しているためです。これは日本だけの問題ではなく、世界中で農地の土壌ミネラルの減少が指摘されています。

ミネラル不足の土壌からは、ミネラル不足の野菜しか採れません。同じような色と形をした野菜であっても、昔ほど栄養は摂れなくなっています。実際に、野菜の栄養価は激減しています。１９５０年と２０１５年の比較で、ほうれん草の鉄分は１００g中13mgから2mgと85％も減少しています。ニンジンや大根などその他の野菜でも、80％ほど減少しているとされています（文部科学省『日本食品標準成分表』初版と２０１５年版参照）。

ミネラルの測定方法が時代によって異なっていることから単純比較はできませんが、野菜をたくさん食べて栄養を摂ったつもりでも、日本人の多くが「隠れミネラル欠乏」であることは確かです。

現代人の栄養解析をすると、鉄、亜鉛、マグネシウムなどのミネラル不足がない方は、珍しいくらいだといわれています。当院の患者さんの傾向を見ても、うなずける結果です。私は潜在的な鉄不足によるうつ、パニック、不定愁訴に警鐘を鳴らしてきましたが、問題は鉄だけでなく、他の栄養素も不足していることです。

アメリカの調査ではアメリカ人の45％がマグネシウム欠乏で、１９１４年以降のキャベツ、レタス、トマト、ほうれん草のマグネシウム、鉄分、亜鉛は、著しく減少しているそうです。過去１００年間に大量のミネラルや栄養素を失っていると報告されています。

土壌がミネラル不足になった原因は、現在の農業では堆肥を使わなくなり、農薬と化学肥料を使うことが当たり前になったからです。植物が土壌からミネラルを吸収するには、土壌菌の働きが不可欠です。しかし、多くの農薬を使うことで土壌微生物が減少してしまいました。土壌菌が減少すると、植物は土壌ミネラルを吸収しづらくなってしまいます。また、土壌菌の働きで土壌のミネラルは豊かになりますが、農薬を多く使うと土壌菌が働かなくなり、土壌が痩せてしまいます。

化学肥料の多用も大きな問題です。本来、土壌菌は多様なミネラルやビタミン類を生み出しますが、化学肥料は、窒素・リン・カリウムのみを大量にばら撒きます。

確かに、作物は化学肥料によって早く、大きく育ちます。農薬と化学肥料を組み合わせた農法は効率が良いため、世界中で普及しました。しかし採れるものは、大きい割に味のぼやけた栄養が少ない農作物。それを食べる人間も必然的に栄養不足に陥ります。

厚生労働省『国民健康・栄養調査』によると、１９４６年（昭和21年）の鉄摂取量は48㎎／１日でしたが、73年後の２０１９年（令和元年）の鉄摂取量（妊婦または20歳以上の女性）は６・７〜７・５㎎／１日と、６〜７分の１に減少しています。当然ながら、鉄のみならずビタミンＣの摂取も著しく減少しています。ただしカルシウムは増加しています。

このように戦後、日本は食料増産のため肥料生産にも力を入れてきましたが、農薬と化学肥料によって土壌菌が減少した土壌は、どんどん痩せていきました。そればかりか、化学肥料による窒素の供給過剰で、「硝酸性窒素」という物質を多く蓄えるようになります。これは環境汚染で問題になっている物質です。

硝酸性窒素が含まれている野菜を食べたからといって、すぐに害はありませんが、それが亜硝酸という物質に変化すると、ヘモグロビンの働きに悪影響があるとされています。野菜をたくさん食べるのが健康、という従来の常識を疑うような状況なのです。

## 加工食品だらけでミネラル不足は加速

農作物がミネラル不足であることに輪をかけて、加工食品の蔓延がさらに事態を悪くしています。

現代ではレトルト食品、冷凍食品、コンビニの弁当や総菜など、保存が利いてすぐに食べられる食品が豊富です。ファストフードやファミレスの食事も、こうした加工食品がほとんど。自炊をしない人は、気がつけば加工食品ばかり食べていることになります。

私は常日頃、「バランス良く食べている人は質的栄養失調」といっています。もはや自炊をしていても質的栄養失調なのに、それにも満たない加工食品まみれの食事を繰り返すと、どうなるか。ミネラル不足は加速し、ゼロに等しくなってしまいます。

とはいえ、コンビニ弁当ばかりではさすがに良くないので、できるだけ自炊を心がけている、スーパーの生鮮食品売り場で食料を買うようにしている、という人もいると思います。しかし、生鮮食品売り場であっても、この頃はカット野菜や水煮食品などの「半加工品」が並んでいます。カットされたものは鮮度が落ちて収穫時の栄養は期待できませんし、水煮食品に至ってはミネラルもすっかり水に溶け出してしまっています。

せっかく自炊をしても、半加工品ばかりを使っていたのでは、自炊のメリットはほとんどないでしょう。食事からすべての良質な栄養素を摂れるように、3食手作りの鮮度のいいメニューをつづけることができれば良いですが、仕事や家事・育児で忙しい人は難しいでしょう。あるいは心身の不調を抱えている人は、料理をするのもままならないと思います。それに、たとえ3食手作りの鮮度のいいメニューであったとしても、体に必要な栄養素は摂れません。

1日に必要な鉄分をほうれん草から摂るには、1日バケツ4杯。ビタミンC（1g）を摂るためには、レモン50個。ビタミンB1（50㎎）を摂るためには、豚肉5kg。このように見ていくと、ビタミンやミネラルはどんなに食事を工夫しても必要量が摂れません。

でも大丈夫です。

**プロテイン（1日20g×2回）を飲んで、サプリメントでビタミン・ミネラルを摂れば、栄養状態は大きく改善します。**

**プロテインやサプリメントは現代の英知です。**タンパク質はプロテインから、ビタミン・ミネラルはサプリメントから摂ることが賢明です。

## 原始の海に溶け込んでいたミネラル

無農薬や有機農法で育てられた農作物なら、それなりのミネラルも期待できるかもしれません。私の実家では父が畑を耕しており、手作りの堆肥を使っています。牛糞と鶏糞、木材チップを混合して発酵させたものです。

冬の朝には、微生物による発酵の熱で、畑から湯気がもくもくと湧き上がる光景が見られます。フカフカとしたやわらかい土で、まさしく土が生きていると実感します。そこで採れた野菜は、アクが強くて昔ながらの濃い味がします。本来の野菜の味です。

こうした作物が行き渡れば、栄養不足もずいぶん減るでしょう（それでも現代の英知であるサプリメントは必要ですが）。

うれしいことに、これからの若い世代の中には「脱農薬、脱化学肥料」の農業を目指す人が増えてきているそうで、さまざまな自然農法が模索されています。その中には「海水農業」というものもあるそうです。

確かに、地上で何かを育てようとすると肥料が必要ですが、海には窒素や炭素、そして豊富なミネラルがありますから、多くの肥料を使わなくて済みます。海水を利用した野菜や果物には、豊富なミネラルが期待できるのではないかと思います。

普通の水、つまり陸の水のミネラル組成は、地域によって大きく異なります。日本の水は軟水ですからミネラルが少ないのですが、コントレックスで有名なフランスなどはミネラルが豊富な硬水です。

一方、海水のミネラル組成は一定で、現在約85種類のミネラルが見つかっています。海水のミネラル濃度分布は、人間の血清中のミネラルバランスと正の相関関係が見られます。つまり、海と人のミネラルバランスは近いということです（ただしミネラル濃度は海水のほうが4倍濃い）。

よくよく考えてみれば当たり前のことで、生命の起源は太古の海にあり、私たちの祖先は海水のミネラルを体に湛えて地上に降り立ったのです。

「母なる海」と聞くと、生物が誕生した原始の世界がイメージされますが、人は今でも胎児の期間は「母なる海＝羊水」に浮かんで暮らします。羊水のミネラルバランスも海水に近いのです。羊水の塩分濃度は1％ですが、それは脊椎動物が生まれたときの海の塩分濃度と同じなのだそうです。

## タラソテラピーと潮湯治

海が人体に良い影響を及ぼすことは、古代から知られていました。実際に、医学の父と呼ばれる古代ギリシャのヒポクラテスは、海水を治療に用いていたそうです。ヒポクラテスは現代につながる「医の倫理」を説き、「食べ物で治せない病気は、医者でも治せない」という格言を残した偉人です。

中世から近代にかけても、数多くの医師や研究者らによって、海辺の気候や海水の直接利用による人への効果が検証されてきたようです。

またタラソテラピー（海洋療法）の先進国といわれるフランスでは、タラソテラピーの施設が医療機関に併設され、一部保険適用もされるなど、現代医学との融合も図られています。

四方を海に囲まれた日本においても、古来より健康維持と病気治療を目的として、人は海に浸かっていました。平安時代から鎌倉時代にかけて、海に浸かる行為は「湯あみ」と呼ばれ、和歌にも詠まれています。やがて「潮湯治《しおとうじ》」と呼ばれるようになり、江戸時代の文献や和歌に数多く記されています。

文明開化を経た潮湯治は「海水浴」となります。長い歴史を誇る神奈川県の大磯海水浴場は、１８８５（明治18）年に開かれています。当時は海で泳ぐというより、岩場などに刺してある棒につかまり、海水に浸かっているだけだったそうで、名前は変わってもまだ潮湯治そのもの。昭和になるとレジャーの側面が強くなっていきました。

それでも海水浴が体にいいということは、現在に至るまで広く認識されています。海に浸かるとすり傷の治りが早く、皮膚病に効くこともあります。海が肌を健やかに保つサポートをしてくれるのは、海水に含まれるミネラル、とくにマグネシウムが肌のタンパク質の結合を促し、強くするという作用があるからです。ミネラルが豊富な海を身近に感じる生活は、若さの源かもしれません。

## 良い塩を増やし、悪い塩を止める

生命の起源である海、そのミネラルを細胞に行き届かせるため、私がお勧めしているのは「ぬちまーす」という、すばらしい沖縄の塩です。塩は生活習慣病の元凶のようにいわれ、血圧の数値が上がってしまうと、有無をいわさず減塩を指導されます。減塩も行き過ぎるとナトリウムが欠乏し、低血圧や無気力につながるので注意が必要です。

塩分コントロールで大事なのは、やみくもな減塩ではなく、塩の選び方です。「食塩」と書いてある精製された塩は、ナトリウムがほとんどを占めています。

一方、塩の製法にもよりますが、海水からつくられる自然塩には、にがりが含まれており、マグネシウムやカリウムなどが豊富です。

とくに私が愛用している「ぬちまーす」は、マグネシウムとカリウムが群を抜いて多く含まれており、その他にも亜鉛、鉄、銅、マンガン、ホウ素、クロムなど全21種類のミネラルが含まれています。

「ぬちまーす」は、沖縄の美しい海から吸い上げられた海水を用いています。海水に含まれるミネラルを空中で瞬時に結晶化させるという独自の特許製法によって、豊富なミネラルが残っています。粉のようにサラサラした塩で、なめるとまろやかな旨味を感じます。

そもそも高血圧の予防や改善のために、塩分を控えるようにいわれる理由は、ナトリウム過剰を避けるためです。

その点、「ぬちまーす」にはナトリウムと拮抗するカリウムが豊富に含まれており、体内の余分なナトリウムを排出してくれます。その他にも微量なミネラルが豊富に含まれていることから、体内のミネラルバランスを整え、ホルモンバランスの乱れを修復してくれます。

私は毎朝、お茶に梅干しを入れ、「ぬちまーす」を数グラム混ぜて飲んでいます。運動などで汗をかいた後は、体の中のミネラルが失われるので、水に「ぬちまーす」を溶かして、ミネラルを補う方もいるそうです。

マグネシウムおよびカリウムの量を基準にすると、世界一の塩が「ぬちまーす」です。そしてナンバー２は、同じく沖縄のミネラル豊富な「雪塩《ゆきしお》」です。今すぐ、料理で使う塩を「良質な塩」に切り替えてください。ナトリウムだけの食塩は捨ててください。

## すべての生命活動に欠かせないミネラル

生きるエネルギーであるＡＴＰは、嫌気《けんき》性解糖《かいとう》系、クエン酸回路、電子伝達系と３段階に分かれて生成されます。嫌気性解糖系は、酸素を使わない仕組みで、生物史の古くから使われています。嫌気性解糖は細胞質でおこなわれており、クエン酸回路と電子伝達系はミトコンドリア内でおこなわれています。

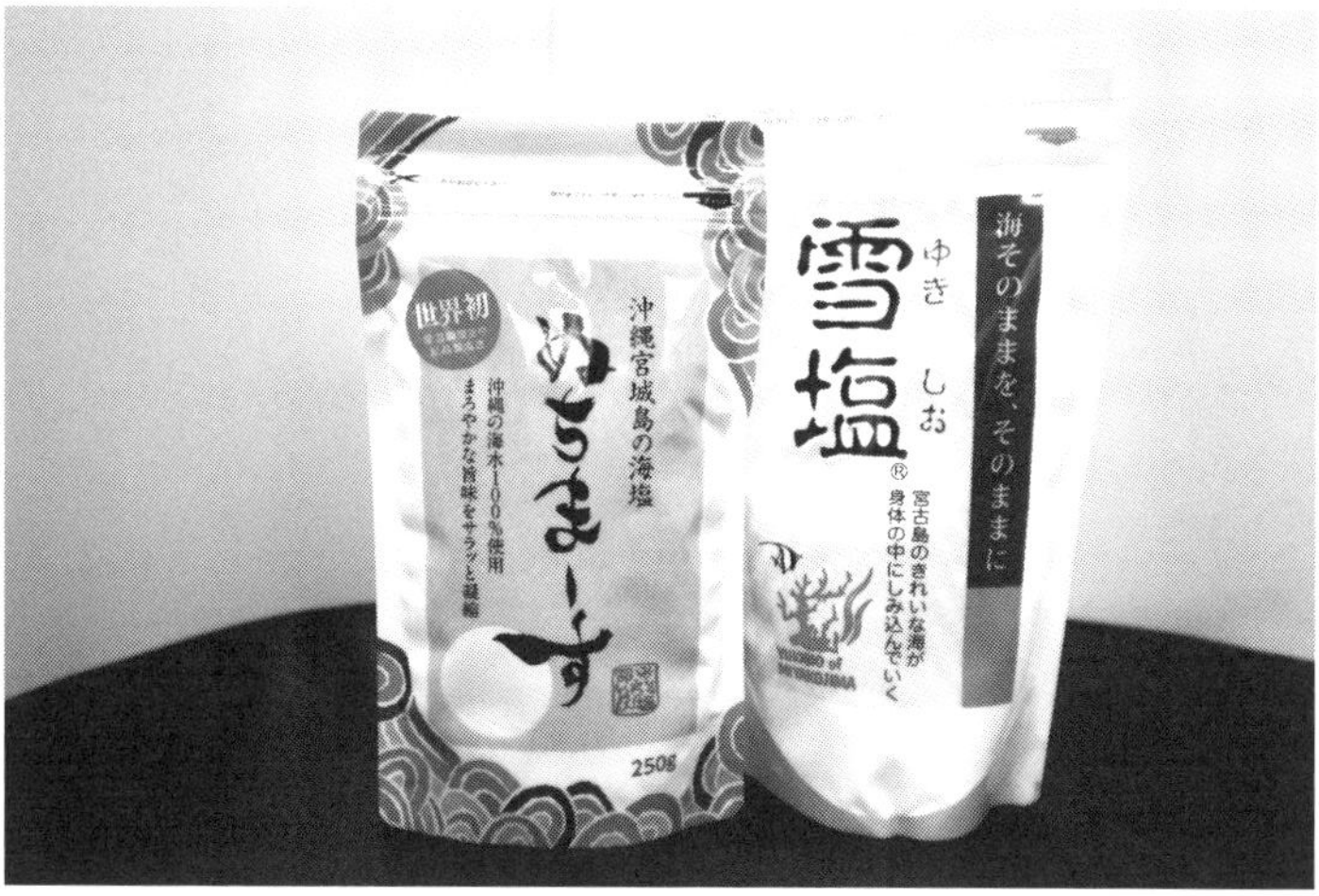


良質な塩の「ぬちまーす」と「雪塩」

これらのエネルギー代謝において、大量のエネルギーをつくり出すためには、鉄およびマグネシウムが不可欠です。

鉄とマグネシウムは、植物がエネルギーを得るための光合成にも必要不可欠なミネラルで、豊富なミネラルから生物が誕生したことを想起させます。

生命活動に不可欠な細胞分裂にも、ミネラルはなくてはならないものです。細胞分裂にはまず、ＤＮＡの複製が必要です。複製のためにはＤＮＡの素材であるヌクレオチドを連結させますが、この反応で使われるオキシダーゼ酵素は亜鉛を含むタンパクです。

亜鉛タンパクは、タンパク質分解酵素やペプチド分解酵素など多様な働きを持っていますが、亜鉛はとくに細胞分裂が必要な造精細胞、皮膚などに大量に必要とされるということもわかっています。

このように鉄、マグネシウム、亜鉛は、バクテリアから動物まで、すべての生物にとって重要なミネラルです。

にもかかわらず、これらのミネラルは不足しがちです。

先ほど述べた農作物自体のミネラル不足もありますし、砂糖などの精製糖質を摂り過ぎることも原因です。糖質の消化吸収および代謝のために、ビタミン・ミネラルが浪費されてしまい、さらに足りなくなってしまうのです。

糖質過剰摂取によってビタミン・ミネラル不足が生じ、乳酸が蓄積しやすくなります。これが体内の酸性化につながり、認知症やパーキンソン病などの変性疾患、骨粗しょう症のリスクを高めます。

マグネシウムはクエン酸回路の補因子です。鉄は電子伝達系に必要です。これらのミネラルが不足すると、燃料（脂肪酸、ケトン体）を完全燃焼することができません。

## 生命は鉄を使うエネルギー代謝からはじまった

ここでミネラルとエネルギー代謝について、「鉄」に着目して進化の歴史を振り返ってみましょう。

約40億年前、熱い鉄の塊であった地球が冷えて、海ができました。現在の海水はアルカリ性ですが、当時の海水は、原始大気に大量に含まれていた塩化水素の影響で、強い酸性を示していました。そのため、岩石中の鉄は海水に大量に溶け込んでいたのです。

当時、地球はまだ酸素で覆われてはいませんでしたので、鉄は酸化されることなく、鉄イオンという形で海水中にとどまっていました。

そこに登場したのが、地球最初の生物であるシアノバクテリアの仲間です。シアノバクテリアは、海水中にたっぷり含まれていた鉄を補因子（触媒）にして、光合成をおこなうようになりました。海の浅瀬で太陽光のエネルギーを使い、二酸化炭素と水を原材料として有機物をつくり出して、地球上に酸素が放出されはじめました。

生物がエネルギー代謝をはじめたとき、その初期に使われたミネラルが鉄です。バクテリア、プランクトン、植物、動物などの生物は、鉄を補因子としたエネルギー代謝からスタートしたのです。鉄がなければ生物は生きていけませんが、そもそも鉄がなければ現在のような生命は誕生しなかったともいえます。

その後、進化の過程において、生物は鉄以外のマグネシウムなどのミネラルを補因子とするエネルギー代謝のシステムも獲得しました。そして、さらなる進化の過程で、ビタミンB、ビタミンCなどのビタミンを補酵素とするエネルギー代謝もできるようになりました。こうして徐々に高度で複雑なエネルギー代謝をつくり上げてきたのです。

植物は土壌の土から鉄を吸い上げる仕組みを持っています。一方、動物はその植物を食べることで鉄を確保するのですが、毎度植物から取り入れるだけでは不安定です。

そこで動物は、鉄と結合して鉄を蓄えることができる、フェリチンなどのタンパク質を備えました。フェリチンは鉄を20％以上も含有することができます。

フェリチンは、古い赤血球が処理される脾臓《ひぞう》、肝臓、骨髄、鉄を吸収する小腸などにあります。また血液中の鉄を安全に運ぶために、トランスフェリンという鉄と結合する専用のタンパク質も動物には備わっています。

動物はこのような手の込んだ仕組みを用意してでも、鉄不足を予防してきたのです。

## まずタンパク不足と鉄不足を解消

このように歴史をたどればわかるように、鉄はすべての生物のエネルギー代謝において「根幹の根幹」であるということです。順番として、まず鉄が先。ですから鉄が不足すると、鉄を補因子とする代謝のみならず、鉄以外のミネラルを補因子とする代謝やビタミンを補酵素とする代謝も滞ってしまいます。

不調を訴えてクリニックを訪れる女性の大半は、フェリチン値が軒並み低い、重度の鉄不足です。そのためタンパク質と鉄を補えば、不調は劇的に改善します。これは基本的な生命活動であるエネルギー代謝がスムーズになるからです。

**鉄不足を放置した状態で、あれやこれやとサプリメントを投与してもあまり効果はなく、消化吸収ができないために具合が悪くなる人もいます。分子栄養療法では、まずタンパク質と鉄を満たした上で、他のビタミン、ミネラルを補うことが、治療の道筋となります。**

当院では女性の患者さんにキレート鉄、もしくは鉄剤を投与しています。私は臨床の現場で、鉄不足が原因でうつ・パニックになっていることに気づきました。Facebookや書籍で情報発信をはじめてから5、6年が経ちますが、現在も出産をした女性はほぼ全員が鉄不足です。また新規の患者さんからは「鉄が不足していたなんて思いもよらなかった」といわれると、まだまだ情報が行き届いていないと痛感します。

多くの男性の場合は、鉄が満たされています。それでも精神疾患などの不調がある際はフェリチンが低いので、キレート鉄、もしくは鉄剤を投与します。

以前はフェリチン値100を目標にしていました。現在は目標を150～200に上

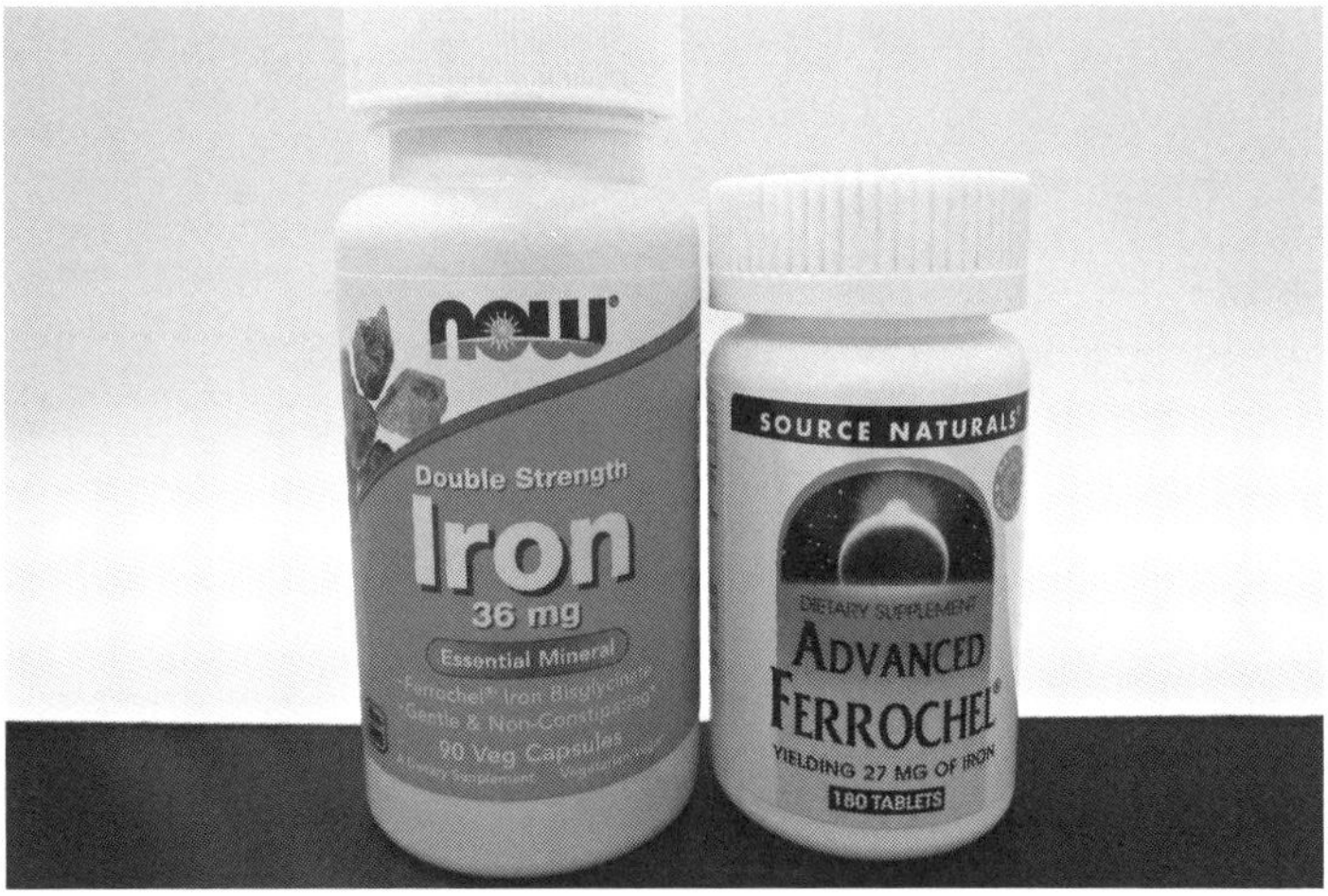

キレート鉄のNowアイアン36mg、ソースナチュラルのフェロケル

げています。１００になって鉄の摂取をゆるめると、すぐに下がってしまいますし、１５０～２００まで上がった方のほうが、体調が良いためです。

キレート鉄の摂取については、「鉄過剰症が懸念される」といわれますが、当院の患者さんの中でキレート鉄によって鉄過剰になった人はいません。極度の鉄不足の患者さんにはフェジン静注という鉄剤の注射を用いていましたが、現在は使用していません。注射を何回もつづけると鉄過剰を生じますが、経口摂取であれば問題ありません。

生物誕生のメカニズムを鑑みれば、簡単に鉄過剰症になってしまうような個体は生き延びていないはずです。鉄過剰症にならないようなシステムを備えた生物だけが生き残ってきたのですから。

## フェリチンを上げるためには

当院では初診時にフェリチンを測定し、１００未満の人には鉄剤を処方しています。３か月後には再検査をして評価します。その後は、半年に一度のペースで再検査をおこないます。

フェリチンの目標は１５０～２００。閉経後の女性、男性は順調にフェリチンが増えて、数か月で目標値に達し、鉄剤を中止できるケースが多いです。しかし中には鉄剤を飲んでも、まったくフェリチンが上がらない人が一定数います。数十年来の最重度のタンパク不足が懸念されます。

通常は、プロテイン＋高タンパク食を継続すれば、鉄剤をはじめて半年～1年でフェリチンが上がります。しかし、月経のある世代の女性では、それ以外の人に比べるとなかなかフェリチンが上がりません。年単位で鉄剤を継続しても、１００に届かない人が１／３程度おられます。

とくにプロテイン＋高タンパク食ができず、糖質まみれの食生活の人は、鉄剤を継続しても、まったくフェリチンが増えません。閉経するまでフェリチンが上がるのは困難です。また過多月経がある人も、入る量より出る量が多いわけですから、いつまで経ってもフェリチンは上がらないということになります。

過多月経対策としては、高用量のビタミンCとビタミンEの摂取が効果的です。**女性ホルモンのエストロゲン、プロゲステロン合成の補酵素はCとEですので、これらが不足すると体内で必要量のホルモン合成ができず、過多月経となります。**

**ビタミンC1000×6錠（朝昼夕に2錠ずつ）＋E400×5錠（朝に5錠）で、過多月経の多くは改善します。**ビタミンD3&K2、ビタミンB6、マグネシウムを追加すると、さらに効果的です。

## 分子栄養療法で重要なミネラル

分子栄養療法において重視している、とくに不足してはいけないミネラルを以下にまとめます。

**・鉄**

まず、基本となるのは先述した鉄です。エネルギー代謝の電子伝達系で必要になります。とくに女性は不足しがちで、不定愁訴の原因にもなります。まずはプロテインと鉄からはじめて、それが継続できれば他のサプリメントを摂ってください。

**・マグネシウム**

次に、マグネシウムはかなり意識して摂る必要があります。エネルギー代謝のクエン酸回路において必須であり、体内で多くの化学反応に関与しています。

これまでも重要な栄養素としてご紹介していましたが、やはりマグネシウムは必須という観点から「新ATPセット」をご提案します。従来のATPセットにマグネシウムを加えたアップデート版です（巻末付録を参照）。マグネシウムについては、次の章で詳しくご説明します。

**・亜鉛**

亜鉛は成長と発達に必要なミネラルで、抗酸化作用、抗炎症作用、免疫力向上に欠かせません。基本セット（新ATPセット）には含みませんが、不足しないように注意してください。

**・セレン**

セレンは重要な抗酸化物質「グルタチオン・ペルオキシダーゼ」の成分であり、がんの予防や有害金属の排出に有効です。

若さと健康維持のために積極的に摂取するミネラルは、この4種類のサプリメントで十分です。重要度は「鉄、マグネシウム、亜鉛、セレン」の順で、鉄が足りている男性は「マグネシウム、亜鉛、セレン」の順で考えるといいでしょう。その他のミネラルはキリがないので飲む必要はありません。その他のミネラルは「ぬちまーす」など、良質な塩でまかなってください。

もちろんサプリメントを摂る前のステップとして、まずはタンパク質の不足を解消してください。繰り返しますが、プロテイン1日20g（60cc）×2回の規定量を摂ることが大前提です。プロテインが苦手で飲めない方は、1日10g（30cc）×2回からはじめて、慣れてきたら規定量まで増やしてください。あくまでプロテインを飲む習慣ができてから、鉄、マグネシウム、亜鉛、セレンを摂るようにしてください。

## 亜鉛が肌トラブルや味覚障害を改善

亜鉛は、古代エジプトの時代から薬として用いられてきたミネラルです。日本においても、皮膚軟膏や湿布薬の主成分として活躍してきました。牡蠣や肉類、魚といった動物性食品、全粒粉《ぜんりゅうふん》などに多く含まれており、アミノ酸からのタンパク質の再合成、DＮＡの合成、ホルモンの合成など数多くの代謝に関わっています。

体内には数千の酵素があり、亜鉛を必要とする酵素は３００種類以上もあるといわれています。細胞分裂によって新しい細胞をつくるときも亜鉛は必要です。骨の成長や肝臓、腎臓、すい臓、精巣など、次々と新しい細胞がつくられる組織や器官では、必須のミネラルなのです。

たとえば、味を感じる味蕾《みらい》細胞は新陳代謝が高く、次々と新しい細胞をつくる必要があります。この細胞分裂に不可欠なミネラルである亜鉛が不足すると、細胞が上手く再生できずに味覚障害になるのです。また精巣でも同様に、精子の形成に必要不可欠であるため、男性機能を維持する上でも重要です。鉄が女性にとって欠かせないように、亜鉛はとくに男性には欠かせないミネラルだといえます。

もちろん、女性にも亜鉛は大切です。アミノ酸とともに働くことで「髪や肌の健康維

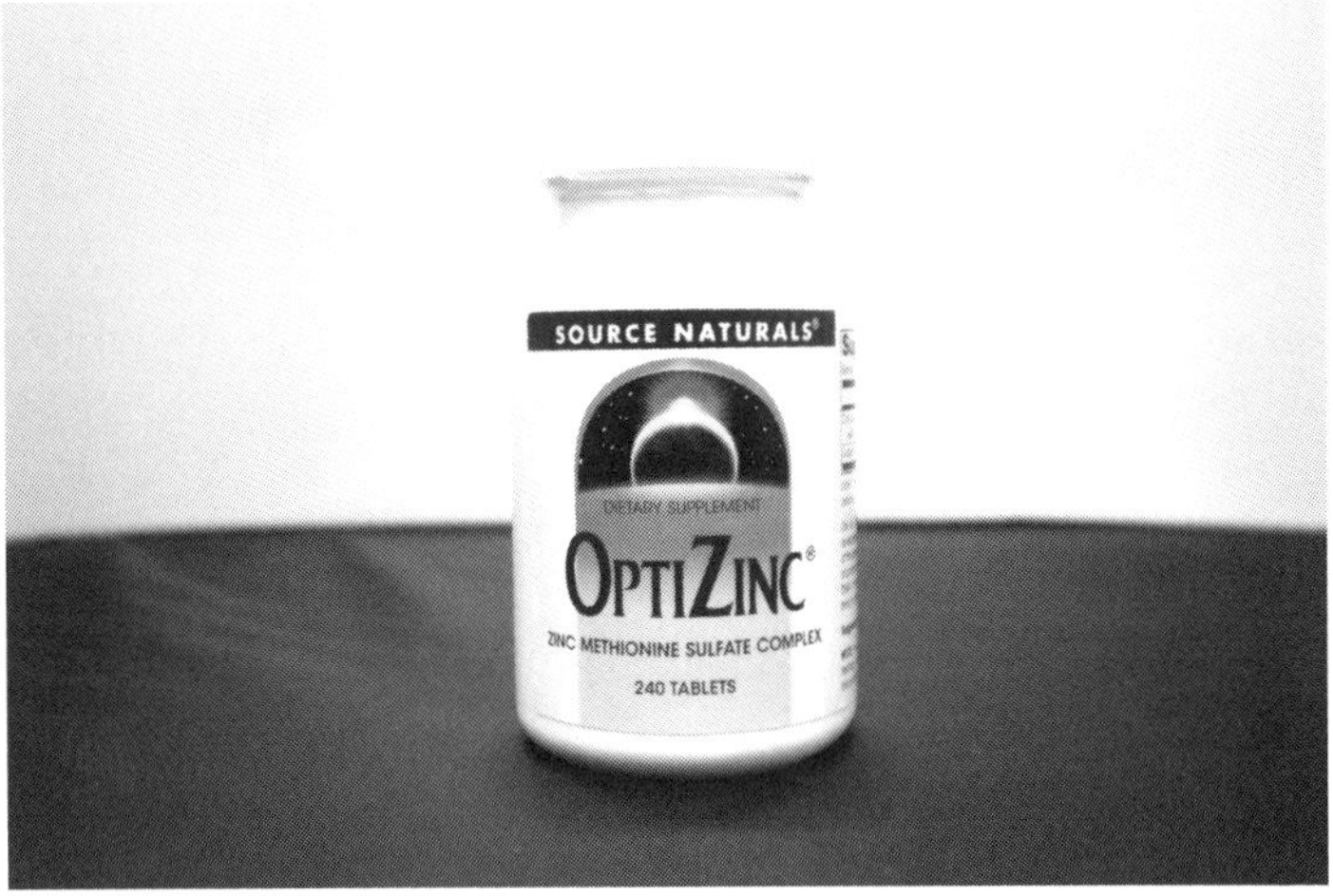


ソースナチュラルの亜鉛（オプティジンク）

持」つまり若さを保つ効果が期待できます。

また、がん予防にも重要です。細胞分裂の際にはＤＮＡもコピーされますが、亜鉛が足りないと遺伝子情報が正しく複製されず、ＤＮＡの組み換えを失敗してしまう細胞が発生します。このような突然変異の細胞から、がん化のリスクが高まってしまうのです。

若さを維持するという意味では、活性酸素を強力に除去する働きも見逃せません。

亜鉛にはスーパーオキサイドという活性酸素を無害化する働きがあります。スーパーオキサイドは、エネルギー代謝の際に発生する活性酸素で、老化を促進するとされています。そこで体内はスーパーオキサイドディスムターゼ（ＳＯＤ）という酵素で、スーパーオキサイドを酸素と過酸化水素に変換して、無害化しているのです。そのＳＯＤの働きを活性化させるのが亜鉛の役割であることがわかっています。

また、近年は糖尿病の治療にも亜鉛が用いられています。亜鉛によって糖尿病患者のグルコース値（血糖コントロール）が改善すると明らかになっています。また亜鉛には抗酸化作用、抗炎症作用があり、皮膚や爪、網膜、粘膜の健康維持を助ける効果もあります。

## 亜鉛と銅の関係

銅はヘモグロビンを構成している成分で、鉄の利用効率を高めて、貧血の改善に効果を発揮します。ただし銅は、過剰症になりやすい傾向があります。銅と亜鉛は拮抗していることから、亜鉛不足になると銅過剰になるというメカニズムが働いてしまうのです。亜鉛をしっかり摂取すれば、銅の過剰を抑えることができます。

銅過剰が原因とされているウィルソン病、精神疾患、冠動脈疾患などは、亜鉛とビタミンＣの投与が有効であるとされています。

アメリカの医師で理学博士のカール・ファイファーは、正常な銅と亜鉛の血中濃度は、銅が90～１００μg／dℓ、亜鉛が１２０～１４０μg／dℓであると、述べています。

銅の占める比率は加齢によっても高まります。高血圧、妊娠期、感染症、白血病なども銅の比率を高めますので、亜鉛の摂取を心がけてください。ウイルス感染症でも亜鉛不足が発症に関係しているといわれています。亜鉛が充足していることで抗ウイルス作用が発揮され、ウイルスの増殖を防ぐという働きも改めて注目されています。

## 亜鉛の効率的な摂り方

亜鉛は肉類や魚介類に含まれています。牡蠣やレバー、ナッツなどにも豊富です。日本人は魚介類を多く食べるため、欧米人よりも亜鉛不足は深刻ではないと思われますが、食生活が乱れがちな若い世代の味覚障害（亜鉛不足が原因）は問題になっています。当院でも外食ばかりしている人、亜鉛不足を示すＡＬＰ（アルカリホスファターゼ）が低い人、などにはプロマック（亜鉛）を処方します。いずれにせよ、どの世代も意識して摂取する必要があるミネラルです。

亜鉛の吸収を助ける因子としては、動物性タンパク質が挙げられます。動物性タンパク質の摂取量が増えると、亜鉛の吸収も増えるといわれています。

亜鉛をサプリメントで摂取する場合、さまざまな種類があるので迷われると思います。

サプリメントの通販サイトを見ても、ピコリン酸亜鉛、亜鉛L-カルシノン、クエン酸亜鉛、グルコン酸亜鉛などがあります。

基本的には、どれを選んでいただいても大丈夫です。アミノ酸などと合わせているサプリメントは、亜鉛元素そのものの含有量を確認しておいてください。山本義徳先生の『アスリートのための最新栄養学』には、「亜鉛サプリメントの亜鉛元素含有量」が記されていますので、参考になります。

たとえばモノメチオニン亜鉛は、オプティジンク（OptiZinc）という名称で販売されています。30㎎×5錠に亜鉛元素31・5㎎が含まれます。

処方薬である亜鉛製剤プロマックD75㎎×2錠には、亜鉛元素34㎎が含まれています。そのためプロマックD×2錠＝オプティジンク×5錠となります。

オプティジンクを2～3錠、というのが亜鉛サプリ摂取の目安となります。亜鉛元素の量としては1日15～30㎎が目安です。

私が使っているのは、処方薬としての亜鉛製剤プロマック、サプリメントのオプティジンクの2種類です。現在はオプティジンクを1日2～3錠、飲んでいます。

## セレンは抗酸化グルタチオン・ペルオキシダーゼを合成

セレンには優れた抗酸化作用があり、老化予防やがん抑制、動脈硬化を防ぐ効果があります。また更年期障害、白内障などの緩和にも良い効果をもたらします。

セレンは抗酸化物質（スカベンジャー）のひとつである「グルタチオン・ペルオキシダーゼ」を合成するために不可欠なミネラルです。

アンチエイジングのビタミンといわれるビタミンEは「不飽和脂肪酸の自動酸化を抑制する」という重要な働きをしています。この酸化が起きると、細胞機能が劣化してしまいます。ビタミンEがフルに働くためには、このグルタチオン・ペルオキシダーゼが必須なのです。

セレンは亜鉛と同じく男性機能に関係しています。精巣の発育、精子の形成や運動性などに関係していることから、男性は女性よりも多くのセレンが必要です。鉄欠乏性貧血が多い女性の場合は、鉄不足だとセレンは吸収されなくなることから、まずは鉄を満たすことが先決です。

セレンは、水銀、ヒ素、カドミウム、銀、銅、アルミニウムなどの有害重金属から体を守る働きがあります。これらの重金属蓄積により生じる病気も少なくありません。たとえば、アルツハイマー病はアルミニウム蓄積により生じます。鉛が蓄積すると、子どもの行動障害のリスクが高まります。

これらの疾患の治療では、セレンに加えて、亜鉛、マンガン、ビタミンCを摂って、重金属排出を促します。重金属蓄積の診断には、毛髪検査が有効です。

## セレンのがん予防、HIV治療について

また、セレンはがん予防効果において注目すべきミネラルです。これまでに多くの疫学調査がおこなわれています。

がん患者の血中セレン濃度は健康な人より低いことや、セレン不足によりさまざまな部位のがんの発生率や死亡率が高くなる、との報告があります。

アメリカでは土壌中にセレンが少ない地域がありますが、その地域でのがん発生および死亡率が高くなることも確認されています。がんの中でも、セレンはとくに前立腺がん、肺がん、結腸直腸がんの発生を抑え、転移を防ぐといわれています。

セレンの過剰摂取は毒性があるという指摘もされていますが、200mcgならまったく安全で、毒性の心配はありません。

ちなみに、地質学者・物理学者のハロルド・フォスター博士は、ＨＩＶ治療として最初の1か月にセレンを600㎍、その後は400㎍を投与しています。精神科医のホッファーは、がん治療にセレンを400〜600㎍投与していました。

セレンのＨＩＶ治療は、ザンビア、ウガンダ、南アフリカにおいても結果を出しています。高用量のセレン、システイン、グリシン、グルタミン酸の投与により、ＨＩＶ感染患者のＡＩＤＳ発症が抑制されました。これら4つの栄養素は、グルタチオン・ペルオキシダーゼの構成成分です。グルタチオン・ペルオキシダーゼの濃度が下がると、ＨＩＶを発症しやすくなります。土壌中のセレン濃度が高いセネガルやボリビアでは、ＨＩＶの大流行は起こらなかったといわれています。

## セレンの効率的な摂り方

セレンはサンマやアジ、牡蠣などの魚介類、レバー、鶏もも肉、ワカメなどの海藻類、ネギ、ゴマなどに含まれています。とはいえ抗酸化作用や病気予防のためには、サプリメントが必要です。

通販サイト「iHerb」では、ＮＯＷ社やソースナチュラルなど各社の商品がありますの

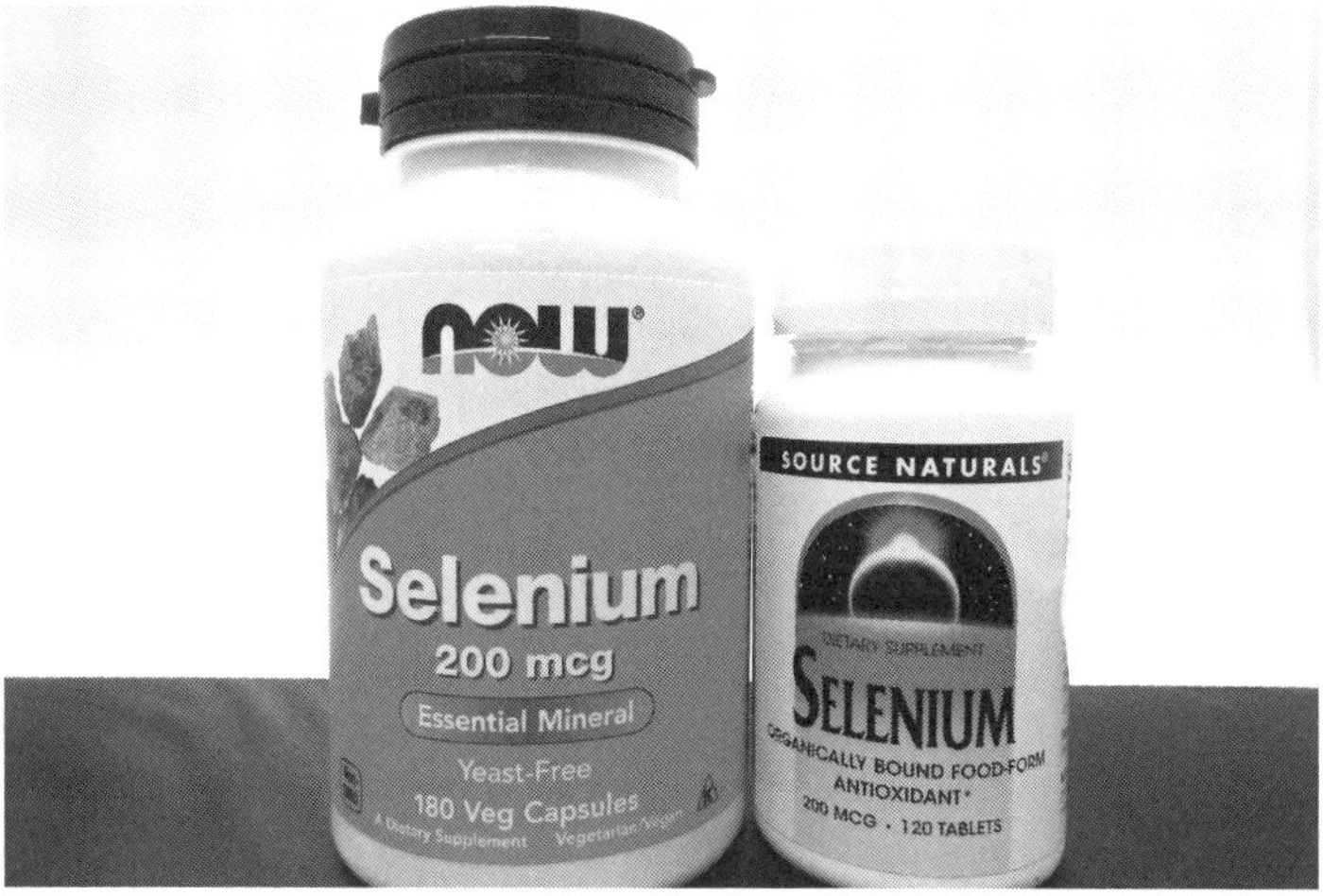


Now、ソースナチュラルのセレン

で、どの商品でも良いでしょう。

飲みはじめの最初の1か月は、200～400㎍をつづけてください。体内で満たされた後は、それを維持するために100～200㎍で良いでしょう。

私はセレン200㎍を週3～4回服用しています。

がんを患っている人には、200㎍を毎日服用するよう伝えています。

サプリメントとして用いられるのは1日200～400㎍の範囲です。

# 特殊な目的のミネラルサプリメント

以上が基本のミネラルですが、疾患や不調によっては追加したいミネラルについて、２つ紹介しておきます。

まずクロムは、主に体内で糖質や脂質の代謝を助けるミネラルです。別名「代謝のミネラル」ともいわれています。糖尿病の場合、ブドウ糖を細胞内に引き込むサポート役を担う「ＧＴＦ（Glucose Tolerance Factor）：耐糖因子」という物質が不足しますが、それを防ぐためにはクロムが必要です。糖尿病もミネラル不足が要因のひとつなのです。クロムは「わかもと」や「エビオス」などのビール酵母に多く含まれています。糖尿病にはクロム＋ナイアシンで対応します。

次にマンガンは、骨を強くし、タンパク質の代謝を助けるミネラルです。不足すると発育障害、骨の異常、糖尿病症状を引き起こします。てんかん患者の１／３ほどに、低マンガン血症が見られます。

統合失調症治療には、亜鉛、マンガンを投与して銅濃度を低下させる治療が有効とされています。抗精神病薬投与によりマンガン不足を引き起こし、遅発性ジスキネジア（自分の意思と関係なく体が動く症状）を生じることがあるからです。つまり、遅発性ジスキネジアの治療にもマンガンが有効とされているのです。

## ミネラル療法から考える精神医療の在り方

マンガンが遅発性ジスキネジアに有効であることを発見したのは、アメリカの精神科医、リチャード・カニンです。彼はオーソモレキュラー医学会の会長がライナス・ポーリングだった時代に、副会長を務めていたほどのオーソリティです。

カニンが記した30年以上も前のオーソモレキュラー本も読みましたが、当時すでにオーソモレキュラーの理論は完成していたことが理解できました。

内容は、今でいう糖質制限＋メガビタミン、マルチミネラル。肥満という栄養失調、がんに対するビタミンCの効果、機能性低血糖、統合失調症に対するナイアシン療法、ケトン食など、ほぼすべてを網羅しています。科学的に正しいものは何十年経っても色あせないものだと強く感じました。三石先生の言葉「正しい理論は100年経っても腐らない」を思い出しました。

メガビタミンについてポーリングは「投与量の論理的根拠を過剰という観点からではなく、化学の原則、つまり化学反応が起こる際に分子の集中が増せば増すほど、その反応は早くおこなわれるという原則の立場から、示した」と述べています。

この言葉は、第1章でご紹介した三石先生の「確率的親和力に基づくパーフェクトコーディング理論」とまったく同じです。ふたりの天才が、おのおの自分の頭で考えて、同じ結論に達していることに感動を覚えます。

ポーリングは「健康は医者任せにせず、自己管理をすることが大切だ」と強調しています。これも、三石先生の「健康自主管理システム」と同じ結論で、すばらしいものです。三石先生の本はすべての精神科医、いえ、すべての医師に読んでもらいたい教科書といえます。

少なくとも、現在の精神科病院で入院患者に大盛り飯、カップ麺、コーラなどを与えているのは本末転倒です。糖質で「火」をつけておいて、向精神薬で「消火」するというマッチポンプで、糖質を摂らせてインスリンを打つのと一緒です。でも、そのことに気づいていない人がほとんどです。

# 第2章まとめ

・良い塩を増やし、悪い塩を止める。
↓海水からつくられる自然塩は、マグネシウムやカリウムなど、ミネラルが豊富。

・日本人に不足しがちなミネラルを意識する。
↓鉄（とくに女性）、マグネシウム、亜鉛、セレン。

↓「新ATPセット」では鉄とマグネシウム、「アドオンセット」ではセレンが摂れる。加えて亜鉛もサプリメントで摂取することを心がける（巻末付録を参照）。

・質的栄養失調を解消するステップをしっかり認識する。
↓糖質を減らして、1日にプロテイン20g（60cc）×2回を継続する。

↓その次に鉄を摂る（とくに女性の鉄不足は深刻）。1日にキレート鉄36mg×3錠（夕）が有効。

↓その上で「新ATPセット」をはじめる。さらに健康を強化したい人は「アドオンセット」を加える。

# 第3章

# マグネシウムがすごい

## ――若さと健康の最重要ミネラル

最も必要なのに、食品から真っ先にそぎ落とされているミネラル――。

それがマグネシウムです。抗加齢（アンチエイジング）に必要不可欠なミネラルです。

第2章でご紹介した良い塩が、なぜ良い塩かというと、マグネシウムが豊富に含まれているからです。

若さと健康、不調改善に、マグネシウムは極めて重要な働きをします。にもかかわらず、同じ主要ミネラルであるカルシウムと比較して、その重要性がほとんど強調されてきませんでした。医学の分野でマグネシウムの価値は、正当に評価されていません。

本章でマグネシウムのすばらしい働きを学んで、ぜひ取り入れてください。

## あらゆる生命活動に必須のマグネシウム

人が若く健康であるためには、生命活動の根幹である代謝がスムーズにおこなわれることが大切と、繰り返し述べてきました。主要ミネラルの中でも多くの量を必要とするマグネシウムは、体の中のすべての細胞や骨に存在し、代謝をはじめとするあらゆる生命活動に関与しています。

マグネシウムは神経系、筋肉の収縮、健康な骨や歯の形成など重要な働きを担っており、体内の酵素反応に不可欠な存在です。ミトコンドリアでATPをつくるためにも、タンパク質を合成するためにも、最重要ミネラルのひとつです。

マグネシウムの欠乏によって、さまざまな機能が滞ります。

まず、免疫系に与える影響です。免疫細胞が異物をキャッチして、その能力を発現するときにはマグネシウムが必要ですが、足りない場合は、正常な免疫力を発揮できなくなります。異物やウイルスから体を守れないということになります。

また、マグネシウムは高血圧を抑える作用があります。足りない場合は、血管系や心臓系の疾患リスクが高まってしまいます。

そして糖尿病の人は、マグネシウム値が低い傾向にあります。血液中のマグネシウム値が最も低い中年層の人は、最も高い中年層の人に比べて約2倍、２型糖尿病を発症するという研究があります。一方、マグネシウムのサプリメントが2型糖尿病を持つ高齢者のインスリン産生を改善した、という研究報告もあります。

また、偏頭痛など規則性の頭痛に悩む人も、血中や脳内のマグネシウム値が低いといわれています。マグネシウム摂取が頭痛の頻度を減少させるという研究も数多くあります。

このようにマグネシウムが不足すると、心臓病、糖尿病、がん、脳卒中、骨粗しょう症、関節炎、喘息、腎結石、偏頭痛、ＰＭＳ（月経前症候群）、足や瞼のけいれん、こむら返りなどを引き起こします。

マグネシウムが充足すると、これらの疾患や不調を改善する、発症を予防する、ということになります。

マグネシウムは正常な筋肉、脳や神経の機能を維持し、心臓のリズムを安定させます。そして健康な免疫システムをサポートし、骨を強く保ってくれる。つまり、体のあらゆる組織が機能するために必須のミネラルなのです。

## マグネシウム欠乏による症状

- 不安神経症、パニック障害、うつ病
- 偏頭痛、疼痛《とうつう》
- 肩関節石灰沈着症《かたかんせつせっかいちんちゃくしょう》（肩や腕の痛み）、腰痛、ぎっくり腰
- 高血圧、脳卒中、頭部外傷や脳外科手術のダメージ
- 高コレステロール血症
- 肥満、メタボリック症候群、糖尿病
- PMS（月経前症候群）、月経困難症、多嚢胞性卵巣《たのうほうせいらんそう》症候群
- 不妊症、子癇《しかん》
- 脳性麻痺
- 骨粗しょう症
- 腎臓結石（カルシウム結石）
- 気管支喘息
- パーキンソン病
- アルツハイマー病
- 慢性疲労症候群、線維筋痛症《せんいきんつうしょう》
- 化学物質過敏症
- がん

## ＡＴＰ生産過程にマグネシウムが必須

マグネシウムが関与する３００種類以上の酵素反応のうち、最も重要なことは、エネルギー代謝によりＡＴＰをつくることです。より多くのＡＴＰを生産する代謝、「好気性代謝（クエン酸回路＋電子伝達系）」において、マグネシウムは先述した鉄と同様に大きな役割を果たしています。

生命は鉄を補因子とする代謝から進化し、マグネシウムや亜鉛を補因子とする代謝、そしてビタミンを補酵素とする代謝を獲得してきました。ミトコンドリアでＡＴＰがつくられるエネルギー代謝の際は、鉄はもちろん、マグネシウムが不足している状態では上手くいきません。

体がエネルギーをつくって、蓄えるにはマグネシウムが必要で、これがなくてはエネルギーもない、運動もない、生命すら存在しないのです。

分子栄養療法の実践に当てはめると、マグネシウムが欠乏しているのに、ビタミンを摂っても効果は乏しい、ということになります。

摂取の基本となるサプリメントは、エネルギー代謝アップを目的とした「ＡＴＰセット」です。これからは新たにマグネシウムを加えて、「新ＡＴＰセット」として実践していただくことをご提案いたします。

**〈ATPセット〉**

・鉄、ビタミンB50、ビタミンC1000、ビタミンE400

**〈新ATPセット〉**

・ATPセット＋マグネシウム

※新ATPセットをはじめる前提は、普段の食事で高タンパク／低糖質食を心がけること。白米やパン、麺類、菓子など炭水化物を減らし、卵や肉などタンパク質を積極的に摂る。加えて、男女ともに毎日20g（60cc）×2回のプロテインを飲んでいること（食事からは十分量のタンパク質を摂取できないため）。

新ATPセットとは、生きるエネルギーATPを量産するための補酵素、補因子として有効な、ビタミン・ミネラルを組み合わせたものです。高タンパク食＋糖質制限を前提として開始する基本セットになります。ビタミンやミネラルの必要性を認識しつつも「何をどれくらい摂ればいいのか……」と悩まれる方は、新ＡＴＰセットがお勧めです。

マグネシウムはクエン酸回路の補因子ですので、ＡＴＰセットの目的（生きるエネルギーであるＡＴＰの量産）にふさわしく、相乗効果も高くなることから、新ＡＴＰセットに加えました。

また、処方薬としての亜鉛「プロマック」に加えて、鉄「フェルム」を投与する疾患の場合、サプリメントのマグネシウムを追加すると、従来の治療よりも回復が早くなるというデータが集まったという理由もあります。つまり、ミネラル同士の相乗効果が高くなるのです。

順番として、最初にプロテインを摂ることは変わりません（毎日20ｇ×2回）。ここは守ってください。いきなり全部のサプリメントを飲みはじめると、胃腸の調子が悪くなる人もいます。プロテインを飲んだ上で鉄、次にビタミンCを開始し、その後にマグネシウム、ビタミンB50、ビタミンEを開始するのがいいでしょう。

**〈新ＡＴＰセット　1日の摂取目安〉**

・鉄：ＮｏｗアイアンＣ36㎎（キレート鉄）、必要量約１００㎎
・ビタミンＢ：Ｂ50コンプレックス、必要量１００～３００㎎

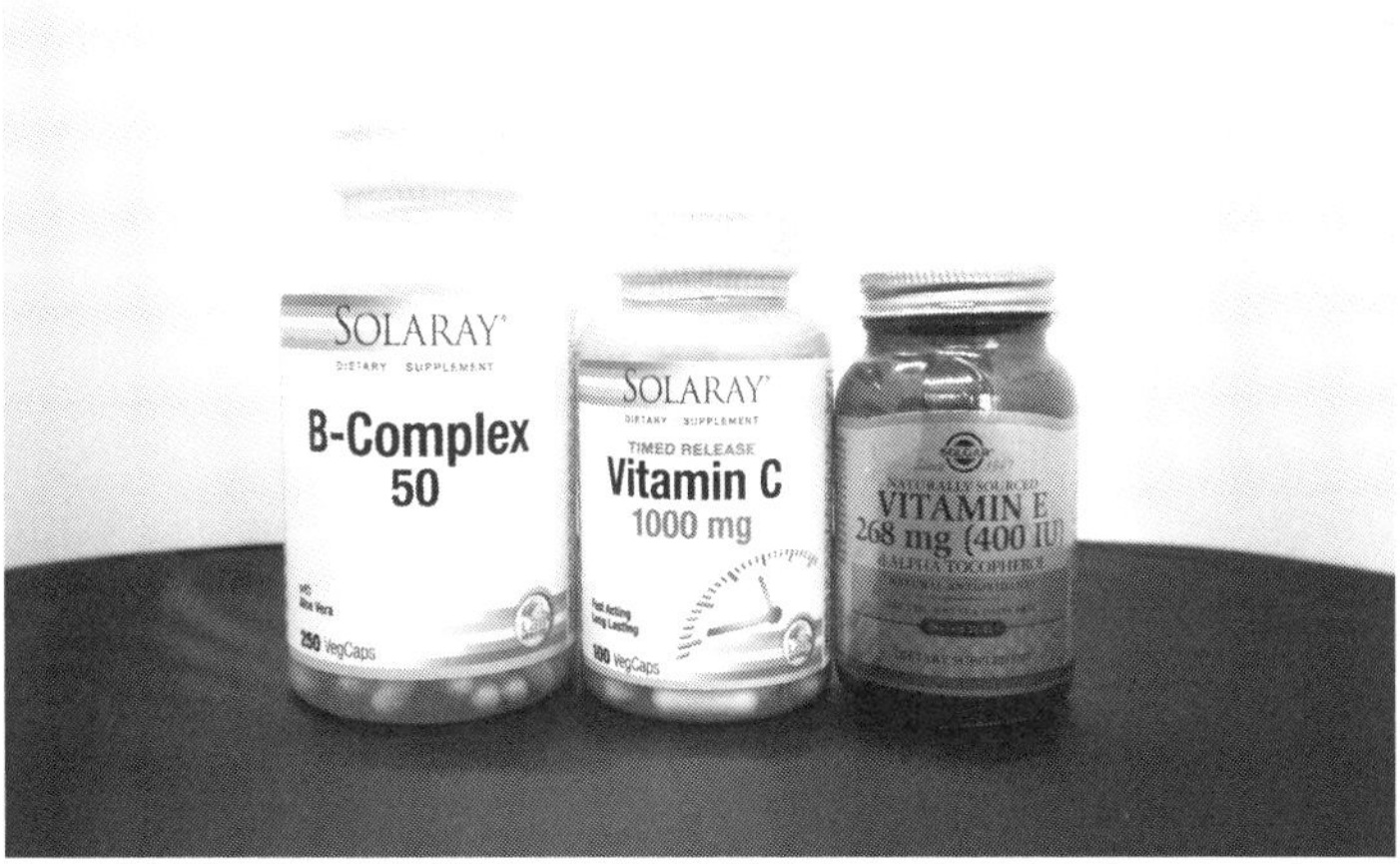


左からSolarayのB50コンプレックスとC1000、 SolgarのE400（d-α-トコフェロール含有）

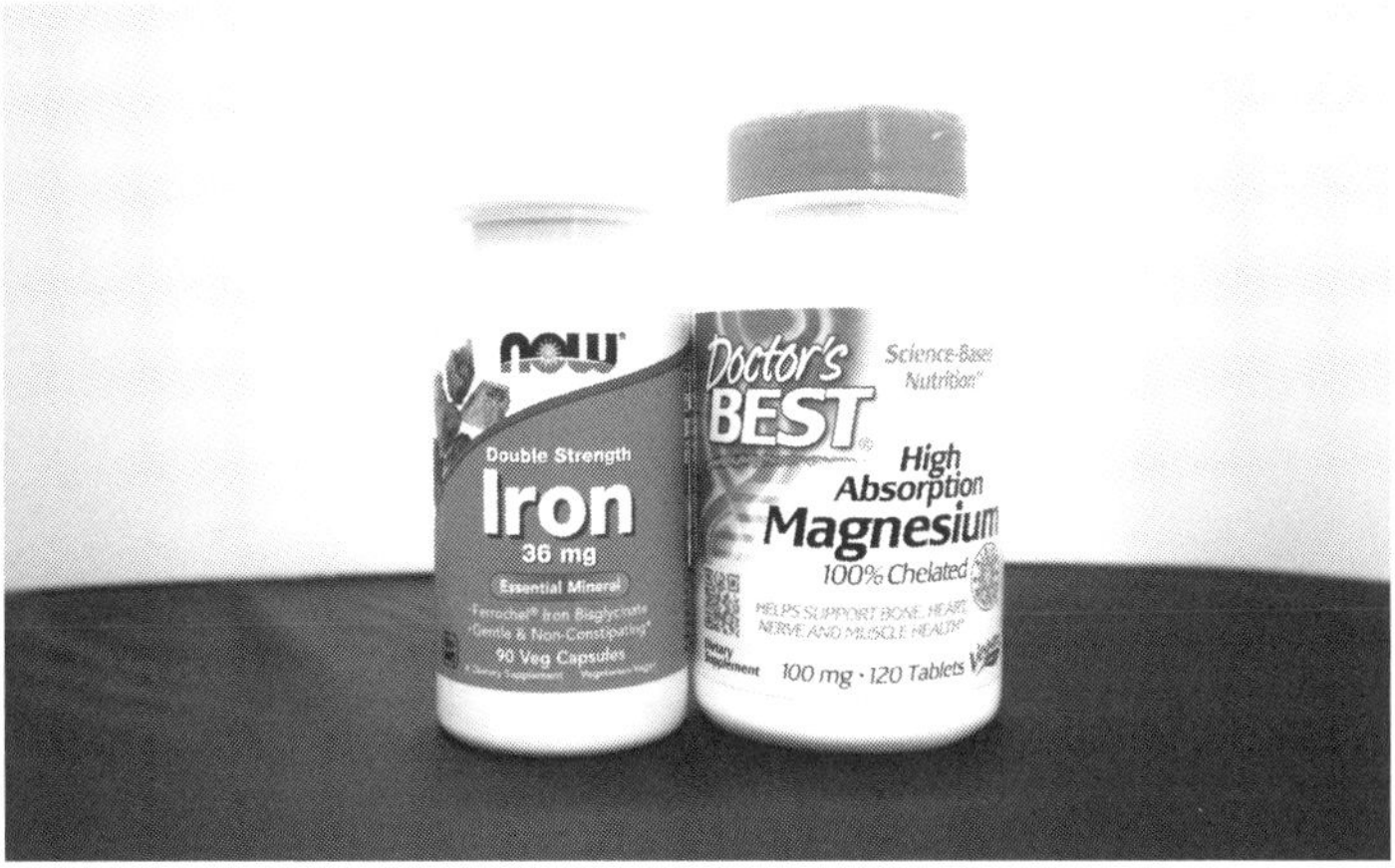


左からNowアイアン36mg、 Doctor's Best 100%キレート化高吸収性マグネシウム

・ビタミンC：C１０００、必要量３０００～９０００mg
・ビタミンE：E４００（d-α-トコフェロール含有）、必要量４００～８００ＩＵ
・マグネシウム：４００～８００mg

※ＩＵ：国際単位（International Unit）の略。
※これらビタミン・ミネラル類の必要度の順番をあえてつけるとすれば、鉄（とくに女性）、ビタミンC、マグネシウム、ビタミンB50、ビタミンE。
※ビタミンCとマグネシウムは、お腹がゆるくならない最大量。お腹がゆるくなったら減量してください。

**〈新ATPセット　飲み方の参考例・1日量〉**
・鉄：Ｎｏｗアイアン36mg（キレート鉄）、３錠（夕に3錠）
・ビタミンB：B50コンプレックス、２錠（朝夕に1錠ずつ）
・ビタミンC：C１０００、３錠（朝昼夕に1錠ずつ）
・ビタミンE：E４００（d-α-トコフェロール含有）、１錠（朝に1錠）
・マグネシウム：１００mg、４錠（朝夕に2錠ずつ）

※鉄とEは同時に摂取してはいけません。Eは朝、鉄は夕というように8時間ほど時間をずらして服用してください。
※B50は夜遅い時間に飲むと不眠になることがあります。夕方はできるだけ早い時間に飲むようにしてください。

## マグネシウムの種類

マグネシウムを摂る際、最も吸収がいいのは、硫酸マグネシウム入りの点滴です。2週間ごとにおこなえば、体内マグネシウムのレベルを高く維持できます。

次に吸収がいいのは、経皮です。皮膚に塗ることで、マグネシウムは吸収できます。

3番目としては、経口で摂るマグネシウムです。サプリメントは、グリシン酸マグネシウム、タウリン酸マグネシウム、オロチン酸マグネシウム、クエン酸マグネシウムなど、いくつかの種類があります。

ご自身でマグネシウムを摂る際は、経皮と経口から摂取することになります。経皮（塗って摂取）は後述しますので、まず経口（サプリメントを飲む）摂取について述べます。

マグネシウムは、１日４００～８００mgが必要です。ご自分で試してみて、お腹がゆるくならない最大量を飲んでください。ただしお腹がゆるくなったら、減量が必要です。

最も安価なサプリメントは、クエン酸マグネシウムです。お腹がゆるくなりにくいグリシン酸マグネシウムもいいでしょう。１日４００～８００mgを２～３回に分けて服用します。ちなみに私がよく紹介している Solaray 社（ソラレー）のグリシン酸マグネシウムのボトルには「４００mg」と大きく表示してあるので勘違いしがちですが、１カプセルで４００mgではなく、４カプセルで４００mgです。

**〈マグネシウムのサプリメント〉**

・Doctor's Best　１００％キレート化高吸収性マグネシウム
　アミノ酸、Ｌ‐リジン、Ｌ‐グリシンでキレート化。１錠１００mg。

・Solaray　グリシン酸マグネシウム
　私も使っていますが体感が良いです。１錠１００mg。

・LifeExtension, Neuro-Mag（ニューロマグ）

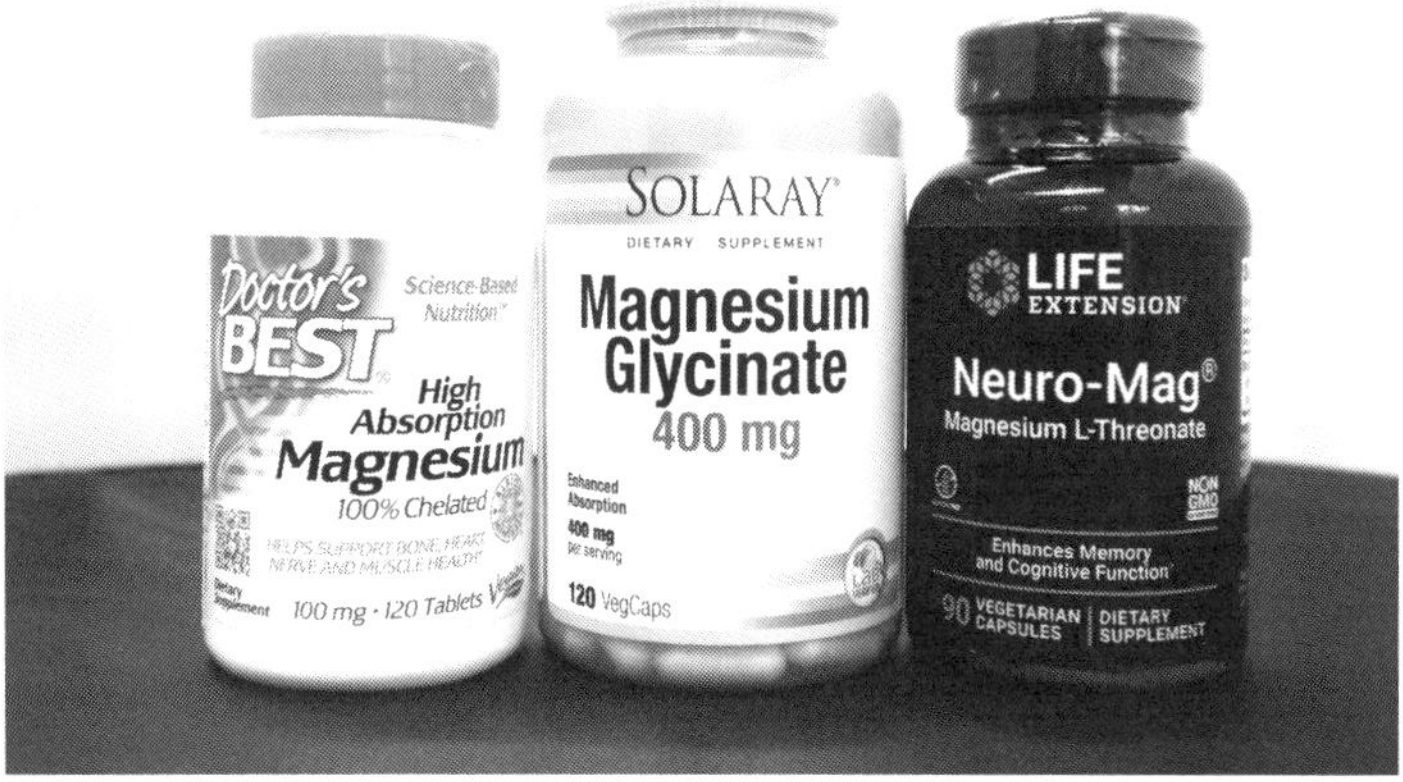


左からDoctor's Best 100%キレート化高吸収性マグネシウム、 Solaray グリシン酸マグネシウム、 LifeExtension, Neuro-Mag （ニューロマグ）

Neuro-Mag（ニューロマグ）L-トレオン酸マグネシウムは、脳に吸収されやすいということがわかっている形態のマグネシウム。3錠で144mg。眠くなるので夜服用します。

その他の酸化マグネシウム、水酸化マグネシウム、炭酸マグネシウムは、口から摂っても体内に微量しか吸収されません。主に緩下剤《かんげざい》として作用するため、吸収できるマグネシウムはほとんど残らないのです。

それでも、ゆるやかな作用の便秘薬としては非常に優秀です。副作用がほとんどないので、妊娠中でも安心して使用できます。便秘が気になる人は、量の加減を調節しながら上手に利用しましょう。

ちなみに、ビタミンCも吸収できる上限を超えると、マグネシウムと同じくお腹がゆるくなります。組み合わせて飲む際は気をつけてください。お腹がゆるくなった際は、Cもマグネシウムも減量が必要です。

## 経皮からの吸収も効率が良い

マグネシウムには「マグネシウム・オイル」と呼ばれている商品があります。これは油（オイル）ではなく、塩化マグネシウムの飽和水溶液のことです。

マグネシウム・オイルは体にスプレーし、擦り込むことで、皮膚から迅速に吸収されます。分子が大きい物質は皮膚から入りませんが、マグネシウムは分子が小さいので、皮膚からも吸収されやすいミネラルです。サプリメントにプラスすれば、体内のマグネシウム量を増やしてくれます。

サプリで十分量のマグネシウムを摂ろうとすると軟便になってしまう人や、マグネシウム点滴しか打つ手がないほど深刻なマグネシウム欠乏症の人には、このマグネシウム・オイルが活躍してくれます。

マーク・サーカス博士が、自著『経皮マグネシウム療法』で述べているところによると、塩化マグネシウムの25～35％溶液のスプレー1回に含まれるマグネシウムの量は、13～18㎎くらいです。

両足・両腕のそれぞれに6回ずつスプレーすれば、1日の推奨量である約400㎎のマグネシウムを経皮吸収したことになります。

マグネシウム・オイルは人によっては皮膚がヒリヒリしたり、赤くなったりする場合もあります。傷やアトピーなどの炎症があるとかなり沁みますので、あらかじめ薄めて塗るようにしてください。

刺激を和らげたい場合は、原液に蒸留水を混ぜてから、2倍量をスプレーすると良いでしょう。約30分も経てば、大半のマグネシウムは吸収されています。スプレー後、乾燥するにつれてかゆみが出てきた場合は、シャワーでさっと洗い流すか、濡れたタオルでふき取ると治まります。

何度か塗っていくうちに肌が慣れてきて、徐々に刺激がゆるやかになってくることもありますので、根気よくつづけてください。

マグネシウム・オイルは「iHerb」「Amazon」などで通販されています。

しかし、もっと安価でシンプルな方法でも、まったく問題ありません。塩化マグネシウム（にがり）を購入し、水に溶かしてスプレーすれば同様の効果が得られます。

またマグネシウムは入浴剤として利用しても、経皮吸収の効果が得られます。私も塩化マグネシウムを入浴剤として愛用しています。発汗作用があり、体を芯から温めてくれて、風呂上りもポカポカします。肌もすべすべになります。

塩化マグネシウムの入浴方法は、湯船のお湯１５０～２００リットルに対し、塩化マグネシウム１５０～３００gを溶かすだけです。お湯の温度は、39～41℃くらいが適温です。10～20分を目安に入浴すると良いでしょう。

また、私はマグネシウム風呂に浸かるだけでなく、お風呂上りに、かさつきが気になる部分、肩や腰や足などに、にがりを擦り込んでいます。さらに最近は、頭にも擦り込んでいます。髪がつややかになった感じです。

さらに帰宅時は感染症予防のために、少量のにがりを溶かした水で鼻うがいをしています。市販の鼻うがいグッズの薬液がなくなっても、このにがりで十分代用できます。

## 硫酸マグネシウムと塩化マグネシウム、どちらを選ぶ？

サプリメントによる経口摂取ではなく、経皮摂取を考える際、硫酸マグネシウム（エプソムソルト）と塩化マグネシウム（にがり）、どちらがいいか悩まれる方もいらっしゃるかも

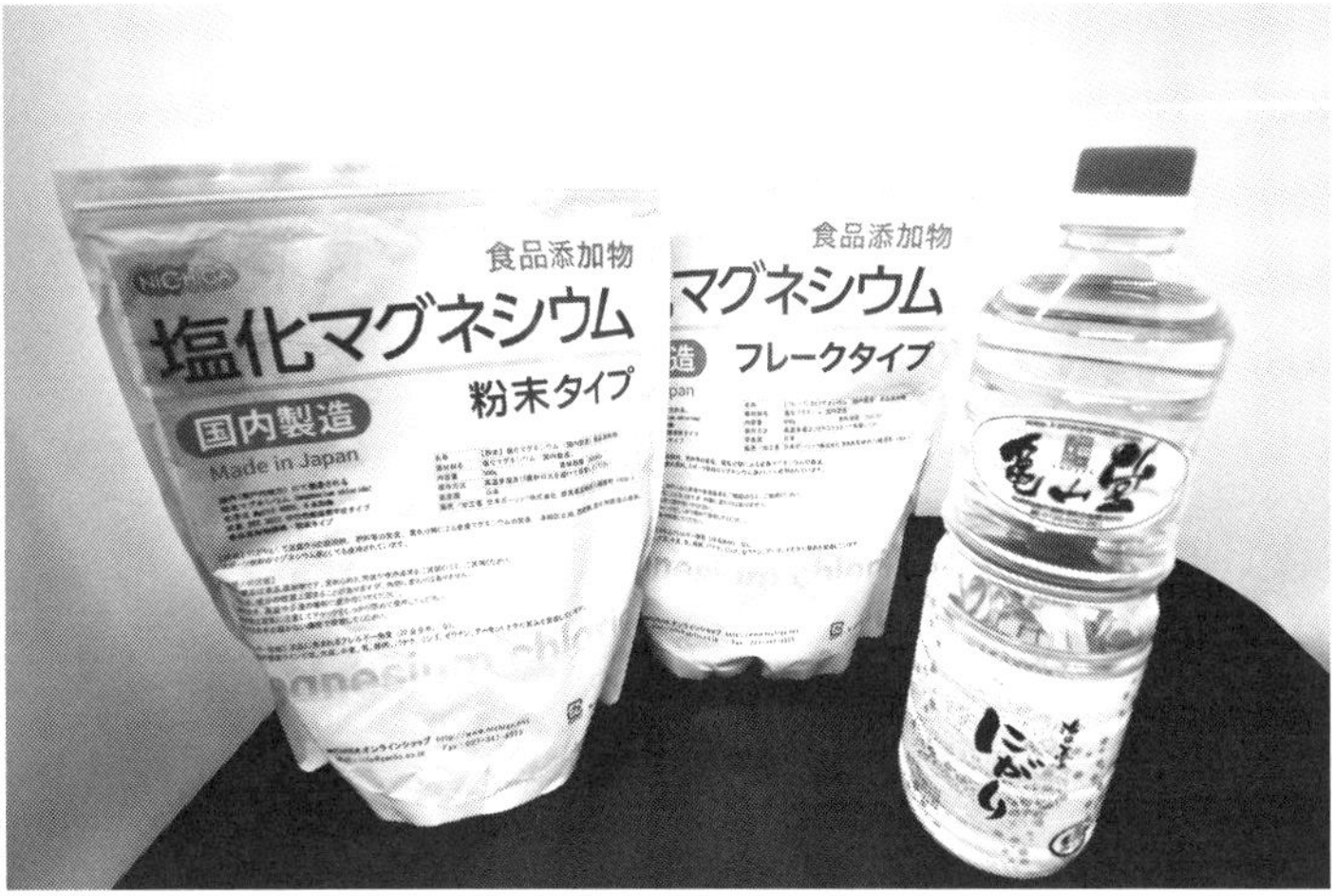


左からニチガの塩化マグネシウム（粉末、フレーク状）、亀山堂の「赤いにがり」

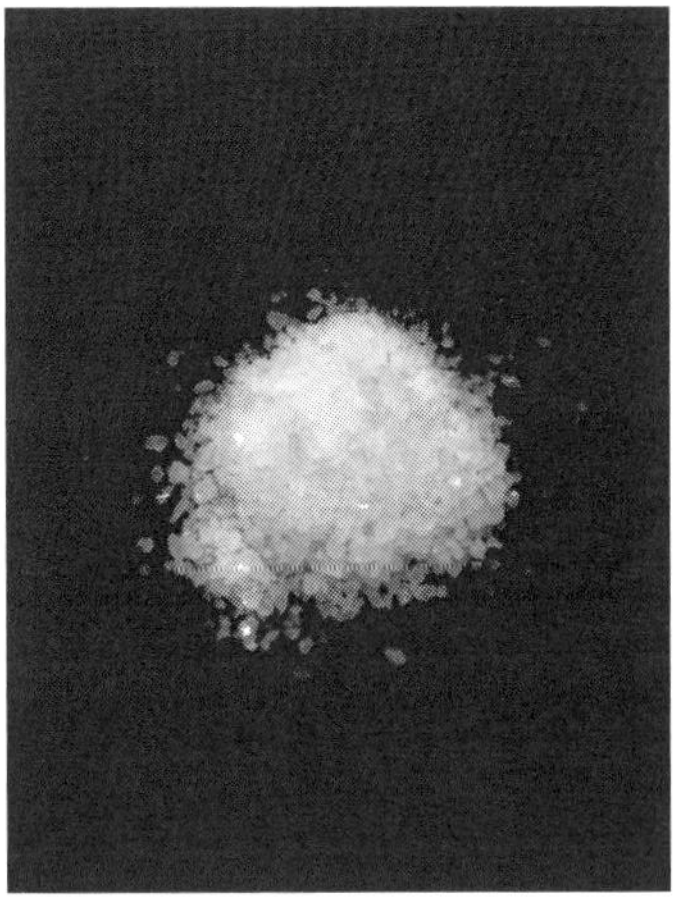

塩化マグネシウム（粉末）

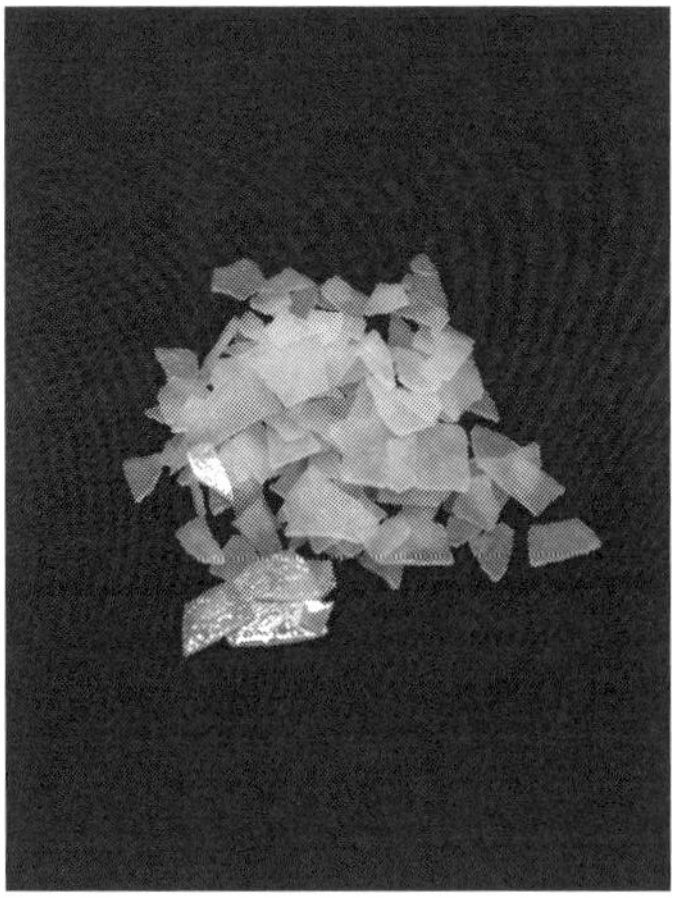

塩化マグネシウム（フレーク状）

しれません。

どちらのマグネシウムを選んでも、大きな違いはありません。

ただ、塩化マグネシウムは硫酸マグネシウムよりも、重量当たりのマグネシウム含量が多いため、マグネシウムの吸収に優れているといわれています。塩化マグネシウムは硫酸マグネシウムよりも体が温まるという人もいます。塩化マグネシウムは硫酸マグネシウムよりも安価ですから、つづけやすいのではないでしょうか。

予算や好みによって自由に選んでいただいて結構ですが、これからはじめられる方は、まずは安価な塩化マグネシウムでいいでしょう。

私の場合は、NICHIGA（ニチガ）の塩化マグネシウムを使っています。分量が多くなるほどお得になりますので、3・5kgや5kgのものをAmazonで購入するなどしています。この商品には「粉末」と「フレーク状」がありますが、いずれも溶けやすいので、どちらを選んでも良いでしょう。粉末のものは開封して長時間経過すると、湿気を吸って固まるので、開封したら早めに使い切ってください。

また、濃縮されたにがり（液体）もお勧めです。亀山堂「赤いにがり」は、料理や美容など広い用途に使えます。

## タンパク質およびＤＮＡでの働き

さて、マグネシウムの作用について話を戻します。

もう少し知識も吸収しておきましょう。

タンパク質の合成においても、マグネシウムはビタミンや他のミネラルとともに、体の構造部分をつくり出します。マグネシウムの指揮下で、酵素と栄養素が食物に由来する成分をつくり替えて体をつくるのです。したがって、マグネシウムなくして体の維持はできません。

遺伝子のＤＮＡには、体内にあるすべてのタンパク質分子を構成するための設計図が含まれていますが、これもマグネシウムがないと成り立ちません。

神経伝達の場面でもマグネシウムは重要です。脳神経細胞が連絡を取り合うシナプス伝達のときは、イオン化されたカルシウムが放出されますが、その際にマグネシウムはカルシウムが出入りする部分の調節をします。私たちが思考回路を働かせるときも、マグネシウムが必要なのです。

## カルシウムとマグネシウムは1対1で

カルシウムとマグネシウムは、拮抗作用のある成分です。拮抗作用とは、別の作用を持つ物質同士が互いに干渉し合う作用のことです。ともに力を合わせて働く関係であることから「ブラザーイオン」と呼ばれています。先ほどのシナプス伝達も、両者が協力し合って成り立っています。

したがって、バランスの悪い栄養の摂り方をしていると、お互いの効果を打ち消してしまうことになります。日本人の食生活にはカルシウムが足りないとして、乳製品や魚肉加工食品、菓子類などに、カルシウムが強化された商品が増えています。一方でマグネシウム強化食品というものは、まだまだ少ないようです。

この2つのミネラルは、これまでカルシウム2対マグネシウム1のバランスが良いとされてきました。

カルシウムは「骨や歯をつくる」などの働きが広く知られ、つねに摂取が推奨されてきた一方、マグネシウムは見えない部分で複雑な働きをしていることから、研究が進まなかったということもあります。

しかし、マグネシウムの働きが明らかになり、その効果が見直されるにつれて、2種のミネラルのバランスも1対1が望ましいと更新されています。

カルシウムを強化する食品が多くある一方、マグネシウム不足が懸念されます。

マグネシウムは穀類などから真っ先にそぎ落とされますし、加工食品にはあまり残っていません。日本人はカルシウム不足よりマグネシウム不足が多いと考えられますので、意識して摂る必要があるでしょう。ビタミンB6、ビタミンB1と一緒に摂ると、マグネシウムの吸収率が倍以上も上がり、機能改善の効果も上がります。

## カルシウムが蓄積して起こる痛み

カルシウムとマグネシウムのバランスが悪くなると、さまざまな症状が出てきます。尿路結石、腎結石は耐えがたいほどの痛みをともなう病気ですが、これもカルシウム過剰かつマグネシウム不足が原因です。

結石はシュウ酸とカルシウムが結合してつくられます。マグネシウムは結石の生成を抑制する働きがあり、不足すると結石の生成が進んでしまいます。そのため結石の予防や治療薬として、マグネシウム製剤が使われています。

結石については、かつてビタミンCの摂り過ぎが原因などといわれていました。ビタミンCを摂ると代謝産物の一部であるシュウ酸が尿中に増えることから、勘違いが起きていました。実際は尿中のカルシウムはビタミンCと結合しますので、シュウ酸と結合するカルシウムの量は減少することになります。ビタミンCはむしろ結石生成のリスクを減らしていたのです。

またカルシウム過剰によって痛みが起きる、肩関節石灰沈着症という症状があります。中高年の方に多い症状で、肩などに急激な痛みを感じて、「肩こりか、四十・五十肩か」と整形外科を受診されます。病院では痛み止めの注射、鎮痛剤や湿布をもらうだけで、なかなか改善しません。あるいは病院で首を伸ばすストレッチをしたり、患部を温めたりしても、なかなか治らないのが実状でしょう。

こうした痛みもマグネシウム不足が原因です。

骨の中では必要なカルシウムを維持するため、血中にもカルシウム濃度を保とうとする働きがあります。不要なカルシウムは尿とともに排出されるのですが、年齢とともに尿から排出しきれなかったカルシウムが、血管壁や関節内の腱《けん》、靭帯《じんたい》などに蓄積してしまうのです。

蓄積されるだけなら痛みはありませんが、些細なことをきっかけにして異物反応が発生すると、体の防衛機能でカルシウムを一挙に攻撃し、関節内では炎症による激痛が発生してしまいます。

**サプリメントでマグネシウムをしっかり摂り、痛い部分に塩化マグネシウムを擦り込んでみてください。とくに経皮から吸収されたマグネシウムは、筋緊張を和らげ、沈着したカルシウムを取り去ってくれるため、痛みが和らいでいきます。患部に直接擦り込むことで、即効性も期待できます。**鎮痛剤を飲んでやり過ごしていても、何の改善もしませんし、薬の種類によっては胃腸を悪くします。

カルシウムの沈着が血管壁で起こると、どうなるでしょうか。血管が硬くなり、高血圧や動脈硬化の原因になります。マグネシウムは高血圧や動脈硬化の予防にもなるのです。

また、偏頭痛もカルシウムが血管を収縮させていることが原因のひとつです。偏頭痛の予防と治療にはマグネシウムが有効です。もし偏頭痛の発作が起きたら、早めにマグネシウムのサプリメントを摂取すれば、痛みが治まります。

そして、ふくらはぎの筋肉が激しく収縮を起こす、こむら返り。あの激痛は耐えがたいものですが、こむら返りの原因もミネラルバランスが関係しています。血管と同じく筋肉においても、カルシウムは収縮の役割、マグネシウムはその調整と弛緩の役割を担っています。

双方のバランスが取れてはじめて、筋肉をスムーズに動かすことができます。しかし体内に蓄えられている量は、カルシウムがマグネシウムより圧倒的に多いため、発汗などによってミネラルが失われると、すぐにマグネシウムが不足することになり、筋肉が収縮から回復できず「足がつる」状態になってしまいます。

スポーツ好きでよく汗をかく人、何もしなくても汗かきの人、ミネラルの消化吸収が低下している高齢者は、マグネシウムが不足しがちです。

カルシウムが蓄積されるからといって、何もカルシウムの摂取を極端に制限する必要はありません。本書ではあえて強調していませんが、カルシウムも必要なミネラルです。日本ではカルシウムの重要性は十分に認識されていると思いますし、習慣として意識されている人も多いでしょう。実際に十分摂れている人は、少なくありません。ただしカルシウムだけを摂るのではなく、マグネシウムとのバランスを考えて摂取してください。

また、カルシウム過剰は摂り過ぎから起きるのではなく、カルシウム摂取が少なすぎるために起きることもあります。これは「カルシウムパラドックス」といわれる現象で、カルシウム摂取が少ないと、骨からカルシウムが溶け出して血中のカルシウムが過剰になってしまうのです。

カルシウムを丈夫な骨に役立てるためには、まずはマグネシウムです。そして、マンガン、ビタミンDも摂取できれば良いと思います。

## 肩と腕の痛みがマグネシウムで消えた

ある日、本書の打合せをしていたときのことです。

男性の担当編集者が急に「肩と腕がどうしても痛くて……」と、話し合いを中断されました。尋ねたところ、ここ2、3か月ほど、ずっと右側の肩と腕の痛みが生じているそうです。時おり耐えがたい痛みに襲われるそうです。

このように腕や肩の痛みは、四十肩や五十肩などといって「仕方のない老化現象」「デスクワークにはつきもの」と、見なされがちです。

しかし当人にとっては、本当に辛いものです。この方も「(痛みで)なかなか仕事に集中できなくて」と、悩んでおられました。しかも肩と腕の痛みは、時間が解決してくれることもなく、ずっと辛い状態がつづきます。

この方は整形外科に通ってはいるものの、湿布や医師のアドバイス(姿勢矯正と首や腕のストレッチ)ではまったく改善せず、処方された痛み止めで急場をしのいでいるのだそうです。

私からは、2つアドバイスをしました。

マグネシウムを摂ること、にがりを患部にしっかり擦り込むこと、です。

このケースも、前項で述べた肩関節石灰沈着症です。

この方は、さっそくネット通販を使って「Doctor's Best　１００%キレート化高吸収性マグネシウム」と、１kgで千円ほどの塩化マグネシウム（にがり）を購入されました。

フレーク状の塩化マグネシウムを指先でつまみ、手のひらに1、2回ぱらぱらと置く。そこに少し水を垂らす。塩化マグネシウムは、すぐ水に溶けます。その液体を首回り、肩、腕にしっかり擦り込む。

傷やアトピーなどの炎症がある際は、沁みますので多めの水で薄めて塗ってください。健常な皮膚なら、しっかり擦り込めばいいでしょう。塩化マグネシウムが１kgもあれば、どんなに多用しても、そう簡単には減りません。

本人いわく、塩化マグネシウムを患部に擦り込むと、みるみる痛みが引いていったのだそうです。マグネシウムは先に述べたように、肌からすぐに吸収されます。１日に4、５回ほど擦り込んで2、３日すると、ほぼ痛みは消えたそうです。サプリメントの効果もあると思いますが、とくに塩化マグネシウムを擦り込んだ際の「即効性」には驚かれていました。

そうしてマグネシウム摂取をつづけ、今ではすっかり元気になられました。

長時間のデスクワーク後に、今でも時おり痛みの予兆のようなものが生じることもあるそうですが、こまめに塩化マグネシウムを擦り込むと、悪化することもなく回復するそうです。

また、塩化マグネシウムを水で溶かしたものを小さなスプレー容器に入れ、携行しているそうです。出先でちょっと心配になったときは、シュッシュッと肩に塗っているそうです。これは、先に述べた「マグネシウム・オイル」と同じ効力になるわけです。

このようにマグネシウムの特筆すべきところは、経皮から摂取すると、すぐに効果を感じられることではないでしょうか。

病院に行っても治らない、首や肩、腕をぐるぐる回しているのに痛みが引かない、湿布が効かないので痛み止めしかない……と悩んでおられる方は、「にがりを擦り込むこと」を試してみてください。

もし効果が実感できるのであれば、こんなに経済的なものは他にないでしょう。

## 長年の偏頭痛がマグネシウムで消失

もうひとり、女性の書籍担当者もマグネシウムの効果を実感したと語ってくれました。

この方は、長年にわたって偏頭痛が悩みの種だったそうです。母親も祖母も頭痛持ちだったということですから、遺伝的な弱点があったのでしょう。

実際、偏頭痛はホルモンバランスの不調から女性に多い傾向があり、デスクワークの人は職業病みたいなものです。

４年ほど前までは、市販薬になったロキソニンをお守り代わりにバッグに入れ、偏頭痛の発作が起きるたびに服用していました。

その後、分子栄養学を知ってからは、基本的なプロテインやビタミンを飲みつづけるうちに、いつの間にか偏頭痛の発作は少なくなったそうです。ただ、完全に消失したわけではなく、年に1、2回、思い出したように発作に襲われることもあったそうです。

それでもマグネシウムの効能を学んでからは、コンスタントにグリシン酸マグネシウムをサプリメントで摂取するようになりました。また硫酸マグネシウム（エプソムソルト）入浴を楽しまれているうちに、ほとんど発作は起こらなくなりました。

しかし、偏頭痛は油断なりません。この夏、コロナ禍と猛暑で運動不足の日々がつづいていたとのこと。ある日、右耳の後ろあたりに「遠くからやってくるような」かすかな痛みを感じました。偏頭痛の予兆です。最初は、放っておけば治るかもしれないという程度の痛みからはじまりますが、やがて痛みが起きる間隔が狭くなって、痛みの強度は増していくのが常です。

忘れかけていた偏頭痛の予兆でしたが、すぐに思い立ってグリシン酸マグネシウムを2錠飲み、マグネシウム・オイルで後頭部から首筋をマッサージしたそうです。

すると、その後は悪化せず、翌朝には痛みが消失。ひとたび発作が起きると最低3日は頭痛薬のお世話になっていたそうですから、「やはりマグネシウムはすごいです」と喜んでおられました。

慢性的な不調のみならず、急性期の不調や痛みにも効くという体験談が多いのも、マグネシウムの特長です。

## 腰痛とマグネシウム

先ほど紹介した、肩と腕の痛みに悩んでいた男性編集者から質問がありました。

マグネシウムは腰痛にも効果があるのですか、と。

この方はぎっくり腰を3度経験されており、過度のデスクワークがつづいて疲れると、今でもぎっくり腰の予兆のようなもの（わずかな痛み）が生じるのだそうです。これまで予兆が生じた際は、しきりに腰のストレッチをおこなっていたそうですが、一度予兆が生じてしまうと、なかなか治らないといいます。

そのため肩と腕に塩化マグネシウムを擦り込むついでに、腰にも擦り込んでみると、腰痛の予兆が消えたそうです。今でも腰に違和感を覚えた際は、肩と腕のついでに腰にも塩化マグネシウムを擦り込んでいるそうです。

これも肩関節石灰沈着症（肩の強い痛み）に対する効果と同じでしょう。慢性疼痛《まんせいとうつう》の原因は、異所性カルシウム沈着による神経圧迫などが原因だと考えられます。塩化マグネシウムの塗布によって痛みが軽減するのは、筋緊張を和らげるためでしょう。

ただし長期間のマグネシウム不足が原因の異所性カルシウム沈着の解消には、数か月から年単位の時間が必要です。

そのため当院では、ぎっくり腰や腰痛の方には、B＋C＋グルタチオン点滴をおこなっています（第5章の症例を参照）。B＋C＋グルタチオン点滴が腰痛に効果があるのは、抗炎症作用・活性酸素除去作用があるためです。

点滴内には、硫酸マグネシウムとカルチコール（グルコン酸カルシウム）が含まれており、これも良い効果をもたらしているのでしょう。

## マグネシウムが摂れる食事とは

マグネシウムをサプリメントで摂取する。そして塩化マグネシウムや硫酸マグネシウムを肌に擦り込む。それ以外に、食事でもマグネシウムを意識してみてください。

食事においては、カルシウムを意識することも多いことでしょう。ならば同様に、マグネシウムもしっかり意識してください。

マグネシウムは魚介類、海藻類、ナッツ、小麦胚芽《はいが》、全粒粉《ぜんりゅうふん》に多く含まれ、ココアにも含まれています。煮干し、桜エビ、海苔やワカメ、ゴマなどは積極的に摂りましょう。

小麦や米などは、精製の過程で大事なミネラル類は、真っ先にそぎ落とされています。

糖質は控えなくてはいけませんが、少し摂る場合は、小麦の外皮や小麦粉を精製しないで丸ごと使った、全粒粉小麦のブランフレークやふすまパンなどを選ぶのも良いでしょう。

## マグネシウムと抗加齢(アンチエイジング)

フランスの著名なマグネシウムの権威であるジャン・デュルラック博士は、マグネシウムについて、不足すると老化を加速させるといっています。

なぜなら、マグネシウムは神経系・心血管・内分泌の組織、腎臓と骨、免疫系・抗ストレス系・抗酸化系に対して、さまざまに作用するものだからです。

70歳前後になると、マグネシウムの吸収量が30歳の3分の2に低下してしまいます。その要因はいくつもあります。腸での吸収不良、骨への取り込みの減少と骨からの放出の増大（骨粗しょう症）、尿排泄量の増加、慢性ストレス、糖尿病（インスリン抵抗性により発症するマグネシウムの大量尿排泄）、副腎反応の欠如、投薬（とくに利尿剤によって生じる損失）、アルコール中毒、喫煙などです。

尿排出量の増加でマグネシウムも体内から出ていきますが、「お茶やコーヒーの利尿作用は大丈夫？」と思う人もいるかもしれません。お茶やコーヒーは利尿作用が強いとはいわれますが、よほど飲み過ぎなければ大丈夫でしょう。

利尿作用が最も強いのはアルコールです。大量に飲酒すると利尿作用により、多くのミネラルを失いやすくなります。お酒を飲んだ後にこむら返りになりやすいのは、アルコールの利尿作用でマグネシウムが大量に排出されるためです。

高齢の患者さんの場合、マグネシウム不足によって、感情過多、震え、衰弱、睡眠障害、健忘症、認知障害などが生じやすくなります。

マグネシウムは誰にとっても重要なものですが、このように歳を重ねれば（吸収量が低下するため）なおさら重要ということを覚えておいてください。

## 有害重金属の排出を促す

有害重金属は、食べ物や水の中に含まれる水銀、鉛、カドミウム、アルミニウム、ヒ素、ニッケルなど、体にダメージを与える重金属を指します。

これらは、飲食や呼吸を通じて、人間の体内に蓄積されてしまいます。日本人は海産物、とくにマグロやカツオなどを好んでよく食べるため、水銀の蓄積量が欧米に比べて2～6倍高いともいわれています。

また呼吸に関しては、大気汚染の問題が深刻化しています。大陸から飛来する微粒子状物質（PM2・5）などが呼吸器や血管から体内に入り込むと、喘息・気管支炎・肺がん・心疾患などを引き起こすことがあります。

たとえば、水銀が体内に蓄積されると、腎臓から激しくマグネシウムとカルシウムを排泄させてしまいます。

とくに妊娠中に長期にわたり胎児が水銀に汚染されると、たとえそれが低濃度であっても、お腹の子の発達障害の原因になることがあります。妊娠中は、胎盤や胎児の組織のためにマグネシウムの必要性は増しますが、水銀によってどんどん排泄されてしまいます。

このようにマグネシウムが不足していると、細胞産生、エネルギーの貯蔵と利用、細胞の修復と複製が妨げられてしまいます。マグネシウム補給が十分におこなわれると、こうした被害の一部が修復されるだけでなく、予防にもつながるのです。

水銀解毒の一助としては、１日４００～８００㎎のグリシン酸マグネシウムを何回かに分けて投与すると良いでしょう。

また鉛とカドミウムは、とくに腎臓と心臓で毒性を発揮しやすいといわれます。マグネシウムは腎臓と心臓に存在する、これら２つの有害金属を取り除く作用もあります。

## マグネシウムはＡＤＨＤ児の多動性を軽減する

子どものマグネシウム欠乏が見られる頻度は、健常児よりＡＤＨＤ（注意欠陥・多動性障害）がある子どものほうが高いということがわかっています。ある研究では、被験者の95％にマグネシウム欠乏が見られたということです。

アメリカのＡＤＨＤの子どもの研究では、マグネシウムがとても有効に働いたレポートがあります（Orthomolecular Medicine News Service(OMNS), November 23, 2016 および国際オーソモレキュラー医学会ニュース参照)。

1日200㎎のマグネシウム補給を6か月間受けた子どもは、補給を受けなかったグループと比較して、「髪におけるマグネシウム含有量の増加、ならびに多動性の有意な減少」が見られたという結果でした。マグネシウムの補給は、子どもの多動性を軽減するのに役立つようであると結論づけられています。

また、子どものADHDを治療するためのマグネシウム療法に関する諸研究では「マグネシウムがADHDの治療に有効であることは、諸研究によって裏づけられているが(中略)その有効性と安全性を示す強力なエビデンスがもっと得られるまで、マグネシウムはADHDの治療には勧められない」と、否定的な意見もあります。

しかし栄養学者アンドリュー・ソウルの娘ヘレン・ソウルは、マグネシウムの有効性、安全性は確立されており、死亡例は1件もないことを強調しています。

また、マグネシウムの過剰摂取で軟便になったとしても、これは一時的なものです。用量を減らし、少量ずつに分けて1日に何度も摂るようにすれば解消します。

マグネシウムの摂取は安全なのです。

一方で、ADHD治療薬は危険です。どのADHD治療薬を服用しているかにもよりますが、明らかな副作用がありますし、長期間飲みつづけるのは避けるべきでしょう。

子どもには薬を与える代わりに、最適な栄養を与えるべきなのです。

## 善玉コレステロールを上げ、悪玉を下げる

年齢を重ねるとともに、コレステロールのことが気になる方もいるでしょう。

私は以前から、「家族性高コレステロール血症」ではない限り、総コレステロール値を下げる必要はないといっています。コレステロールを強力に低下させるスタチン系の高脂血症治療薬はいっさい使用しません。どうしても治療を希望される患者さんには、オメガ3脂肪酸のロトリガ、エパデールを処方します。

「家族性高コレステロール血症」で悪玉コレステロールが高く、善玉コレステロールが低い方には、ナイアシンをお勧めしています。悪玉を下げ、善玉を上げる作用があり、天然のスタチンといえます。

実はマグネシウムにも、こうした天然のスタチン作用があります。コレステロールをつくるには「HMG-CoA還元酵素」という特定の酵素が必要ですが、マグネシウムが体内に十分あれば、この酵素反応が鈍化することがわかってきています。スタチン系の薬が狙って抑止しようとするのも、この還元酵素です。

そのメカニズムはほぼ同一ですが、マグネシウムのほうが自然な作用です。スタチンを使用すると、コレステロールを一定に保とうとするプロセスが壊れてしまいます。マグネシウムが十分にあれば、コレステロールは本来必要な機能を果たすだけの量に留まってくれます。

逆に考えると、コレステロールが問題視されるほど増えている人がいるのは、マグネシウム不足の土壌から採れる作物、マグネシウムゼロの加工食品、カルシウム強化の健康食品ばかり口にしている状況に原因があります。

悪玉コレステロールのＬＤＬを減少させる酵素の作用には、マグネシウムが必要です。マグネシウムは中性脂肪トリグリセリドを減少させ、善玉コレステロールＨＤＬを増加させるのです。

つまり脂質代謝異常には、ナイアシンとマグネシウムを組み合わせると良いのです。

## 製薬会社の投資対象は医薬研究、ミネラル研究は無視

さて、マグネシウムはアンチエイジングと健康維持、病気予防に不可欠であることをご理解いただけたと思います。本来であれば、医薬品以上の価値がある栄養素です。もっと

治療にも取り入れるべきだと思いますが、製薬会社や医学会からは無視されています。なぜなら、マグネシウムは特許の対象にならないからです。

特許がないと医薬品としてしかるべき価格で発売できず、儲けにならないのです。

かつてはマグネシウムが心臓病に有望である可能性が示唆された時期もあったそうです。しかし、それ以降は新たな研究が進んでいないことから、進展は見られませんでした。

このように「先進国には栄養失調がない」ことを前提とした、的外れな医学教育がおこなわれています。

優秀な教授とは、研究費をたくさん獲得できる人のことで、それは製薬会社からの資金供給によるものです。医薬研究ばかりにバイアスがかかっているのが、最新研究の実状です。最新研究が「良い研究」と信じて疑わず、昔の研究を持ち出すと「古い」と反射的に拒絶してしまう。習ったことが正しいと信じて疑わない医師の態度は、果たして正しいのでしょうか。本当はマグネシウムだけでも、多くの人を救える余地があるのに、です。

# 第3章まとめ

・日本人に不足しがちな最重要ミネラルのひとつが、マグネシウム。

↓プロテイン摂取とともに、マグネシウムが含まれる「新ATPセット」を開始する（巻末付録を参照）。

↓「新ATPセット」のビタミンCとマグネシウムは、お腹がゆるくならない最大量。お腹がゆるくなったら、減量すること。

↓マグネシウムは経口摂取（サプリメント）だけでなく、肌に擦り込む経皮摂取（塩化マグネシウム）も効果的。マグネシウムは、飲んでよし、塗ってよし。

↓例：「老化現象」と片づけられがちな首・肩・腕の痛みにマグネシウム。

↓例：「病院で治らない」と悩みの多い偏頭痛にもマグネシウム。

# 第4章

# 間違いだらけの健康常識

ひと頃は信じられていたことでも、今となってはその常識が覆されることは、医学・健康分野ではいくつもあります。とりわけ21世紀の栄養学である分子栄養学は、従来の栄養学とはパラダイム（枠組み）が異なりますから、的外れな考え方に縛られてはいけません。

知らず知らずのうちに、間違った健康法や抗加齢（アンチエイジング）術を実践して、逆効果ということにもなりかねないのです。

第４章では、世間ではまだ信じられている〝ウソ〟の健康常識を、新時代の知識にアップデートしていきましょう。ウイルスによる感染症についても、心配な人は多いと思いますので、分子栄養学に基づいた対策をご紹介いたします。

## ×飽和脂肪酸は悪い

20年ほど前の本には、「飽和脂肪酸は動脈硬化、心疾患、脳卒中の危険因子である」と書かれています。

こちらは今となっては大間違いです。

脂肪酸は「飽和脂肪酸」と「不飽和脂肪酸」の大きく2つに分けられます。

飽和脂肪酸は、常温で固まり、溶ける温度が高いバターやラードなどです。

不飽和脂肪酸は、10～20℃程度の室温でも固まらないサラダ油やオリーブオイルなどです。

まず飽和脂肪酸は、短鎖脂肪酸（バターなど）・中鎖脂肪酸（MCTオイル、ココナッツオイルなど）・長鎖脂肪酸（バター、ラード・牛脂など）に分類されます。

飽和脂肪酸は不飽和部位がないので不純物が入っていなければ、100年経っても酸化されません。酸化しにくくエネルギーに変換されやすい、とても健康に良い油です。揚げ物や炒め物は、酸化されやすいサラダ油ではなく、飽和脂肪酸であるラードやバターなどを用いるほうが良いでしょう。

脂肪酸はATPを量産できる材料であり、大事なエネルギー源です。良質な飽和脂肪酸を積極的に使うようにしましょう。

飽和脂肪酸の中でも、とくに中鎖脂肪酸（ＭＣＴオイル、ココナッツオイルなど）は長鎖に比べ消化吸収が早く、すぐにエネルギーとして使われるので、体に脂肪が蓄積されにくいとされています。

一方の不飽和脂肪酸には、最大の弱点があります。ビタミンＥの解説でもよく出てくる「不飽和脂肪酸の自動酸化」です。

「不飽和脂肪酸の自動酸化」は自然界でも、体内でも起こりますが、酵素反応をともなわないので代謝ではありません。つまり、時間の経過とともに不飽和部位が酸化して、過酸化脂質になってしまう現象です。過酸化脂質とは「サビ」のようなものです。

揚げ物や炒め物などサラダ油で加熱調理をすると、酸化が促進されてしまいます。

また、冷凍マグロや魚の干物は不飽和脂肪酸が酸化していますから、口にしないほうが良いでしょう。三石先生もそう記されています。

健康に良いとされているオリーブオイルも、時間の経過とともに酸化し、健康に悪い油となってしまいます。必ず遮光瓶に入っているものを選んで、冷暗所に保存して、短期間で使い切ってください。

最後に、菓子類やマーガリン、フライドポテトの揚げ油などに多用されているトランス脂肪酸は、最も体に悪い油です。アメリカの一部の州では使用禁止になっています。ファストフードや加工食品に多いので、できるだけ避けてください。

## × 三大栄養素のバランスが大事

一般的に「バランスの良い食事が大事」というとき、どんな食事を指しているのでしょう。感覚的には、肉と野菜のバランス、30品目をまんべんなく摂る、といったところでしょうか。

その際、数値でよく示されるのが「エネルギーの栄養素別摂取構成比」です。それは、すべての摂取エネルギーを100としたときの三大栄養素、タンパク質（Protein）、脂質（Fat）、炭水化物（Carbohydrate）の構成比率を表すものです。健康を維持するために望ましい比率は、P12〜15％、F20〜25％、C60〜68％で、「PFCバランス」といわれます。

このように常識的とされる指標には、時代のズレを感じます。

これだけ糖質制限が浸透し、低糖質（ローカーボ）食品も増えてきているのに、炭水化物60％台という指標はないでしょう。

私が実践する分子栄養メソッドは、三石巌先生の理論と欧米のオーソモレキュラーを組み合わせ、さらに糖質制限と鉄不足解消を加えたものです。もともと糖質制限に効果を感じたのをきっかけにして栄養のことを勉強し、現在のメソッドに至っています。

とはいえ、プロテインもしっかり飲めていない人に、急激な糖質制限はお勧めしていません。とくに食の細い女性は、急激な糖質制限をしても、脂肪酸の代謝であるケトン体代謝に上手く切り替えることができません。いきなりエネルギー代謝の材料が不足して、フラフラになってしまう人もいます。女性は糖質をこれまでの半分程度に減らすところからはじめてください。

かくいう私も、以前はかなり厳格に糖質を制限していましたが、今は少し摂っています（砂糖類は摂りません）。なぜなら体調はすこぶる良かったのですが、思った以上にスリムになってしまい、「具合でも悪いのか」と逆に心配されてしまったからです。

根野菜、イモ類も糖質が多い食品ですから、控えたほうが無難ですが、砂糖や小麦などを食べるくらいだったら、こちらを摂ったほうが良いでしょう。

パンも控えて、白米は半分に。3食のうち、昼食だけは「外で食べるので白米も適量食べる」ということでも良いでしょう。ダイエット目的でなければ、軽い糖質制限で大丈夫です。

ただし、がんを患っている人の場合は、厳格な糖質制限が必須です。糖質はがん細胞のエサになってしまうからです。

ご自身の体調、目指す体型などを踏まえて、古い指標に惑わされることなく、自主管理をしてください。

## × NMNは夢の老化予防サプリ

ネットのインフルエンサーたちがこぞって飲んでいるという、アンチエイジング効果のあるサプリメントが話題です。

その主成分である物質の名前「ニコチンアミド・モノ・ヌクレオチド」の頭文字をとってNMN（エヌエムエヌ）といわれるものです。摂取すると、体内でNAD（ニコチンアミドアデニンジヌクレオチド）に変化します。

NADはさまざまな代謝に関わる重要な補酵素で、老化を抑制するサーチュイン遺伝子（長寿遺伝子）を活性化する働きがあります。最先端の研究に基づいた夢の老化予防サプリということですが、要はナイアシンを構成する成分のひとつなので、ナイアシンを摂れば、わざわざNMNを摂る必要はないと思います。ナイアシンは普通の栄養素サプリメントですので、特許も取れませんから、安価で流通しています。

一方ＮＭＮは抽出する技術に関して特許が取られています。ある意味、人工的なものしか特許は取れません。特許が取れないものは大きなビジネスになりませんが、特許が取れたものは高価な値段で取り引きできます。ＮＭＮもいろいろな価格帯があるそうですが、数万円単位で購入しなければならないなら、一般の人には手が出ません。

若さと健康がお金持ちの特権になるのはいかがなものでしょうか。普通の人が「贅沢なスイーツを止めて、安価で健康的なサプリメントを摂る」という心がけで、健康自主管理するほうが健全です。

『メガビタミン健康法』でも述べたように、ナイアシンはもともと「アンチエイジングのビタミン」と呼ばれており、〝ナイアシンの唯一の副作用は寿命延長だ〟とホッファーはいっています。

ナイアシンは水溶性ビタミンなので、過剰症もありません。さらにいえば、ビタミンＢ50の中にもナイアシンは含まれていますので、ビタミンＢ50とナイアシンを摂れば、わざわざ高価なサプリメントは必要ないでしょう。

## × 合成葉酸は体に悪い

どんな食品でも「天然」と謳っていると、品質が高いような気がするものです。葉酸のサプリメントに関して、「天然でなくてはならない」とか「合成葉酸は体に悪い」という情報も出回っているようです。

葉酸はビタミンBの一種で、新しい赤血球がつくられるときに必要な栄養素として知られています。胎児の健やかな成長にも不可欠で、「妊婦には葉酸」という情報は定着していると思います。もちろん妊婦以外にも継続して必要な栄養素です（ビタミンB50の中に含まれています）。

海外のオーソモレキュラー本には、合成葉酸が悪いなどとの記載はいっさいありません。ヘレン・ソウルも問題なく合成葉酸を摂っているそうです。アメリカでは1942年から国内に流通する小麦粉に鉄、ビタミンB1、ビタミンB2、ナイアシン、合成葉酸を入れることが義務づけられており、現在も継続されています。このことによる健康被害の話はいっさい聞きません。

小麦粉に鉄、ビタミンが入っていない日本では、葉酸不足がかなり深刻です。そのため、合成葉酸は悪いなどとデマを流して人々を不安にさせ、高価なサプリや遺伝子検査に誘導する人もいます。要注意です。

ちなみに水溶性ビタミンである、ビタミンCやビタミンB群も合成で問題ありません。

ただし脂溶性ビタミンのビタミンEだけは、合成では効果が見込めないので天然を選んでください。

## × 年齢を重ねると美容にお金がかかる

見た目の若さを維持するためにも、女性は化粧品への投資が必要だと思っておられる方は多いでしょう。クレンジング、化粧水、乳液、パック、美容液などの基礎化粧品です。メイク用品も若いうちはプチプラ（安価な）コスメで済んでいたものが、年齢を重ねるごとに「高級品でないとだめ」となってしまうようです。

盛んに宣伝されている「これ１本ですべて網羅する」というジェルやクリームもそれなりに高価なものばかりです。

しかし、これらの基礎化粧品やメイク用品こそが、肌を悪くしていることに気づいてください。肌に良いとされる機能的な成分が、かえって肌の乾燥を促し、肌が本来持っている回復力を弱めてしまうのです。できるだけ何もつけないほうが、肌はどんどん美しくなります。

そもそも美しい肌にとって必要なのは、内側からの栄養です。

肌の弾力を支えるコラーゲンは、年齢とともに体内から失われていきますが、適切な栄養を満たすことでつくりつづけられます。

**コラーゲンの主な材料であるタンパク質とビタミンCは、欠かすことができません。プロテインとビタミンCをしっかり摂ることで、コラーゲンはつくりつづけられるのです。体の不調を改善するためにプロテインを飲みはじめた人がまず実感するのは「肌がきれいになってきた」「モチモチしてきた」ということです。**

高価な化粧品は必要ありません。何も塗らないのも心配だと思いますので、最も効果の高い化粧品をお勧めします。

それは、保湿剤のワセリン（処方薬のプロペト）です。余分なものが入っていないので、ちょうど良いバランスで肌の保湿をサポートします。お風呂上りにこれ1本で十分です。効果は高いのに、値段は安いという優れものです。使いはじめは心許ないかもしれませんが、継続してみてください。

そうです、年齢を重ねても美容にお金はかかりません。これまで高い基礎化粧品にお金を費やしてきた人は、プロテインとビタミンCとワセリン（プロペト）に切り替えても、まだ十分にお金は余るでしょう。

## ×牛乳は健康食品だ

牛乳は健康食品であると信じて疑わない人は多いと思います。成長期のタンパク質を摂り、骨を強くするために、学校給食でも児童・生徒にせっせと牛乳を飲ませています。

しかし、牛乳に最も多く含まれるタンパク質であるカゼインによって、アレルギーが起こる人は多いのです。いわゆる牛乳アレルギーは、カゼインが原因です。

もちろん、牛乳はホエイプロテインの原料ですから、貴重なタンパク源であることは間違いありません。ホエイプロテインは牛乳の中のカゼインと脂肪分を取り除いたもので、タンパク質が吸収されやすくなっていますので、カゼインアレルギーの人でも安心して飲むことができます。

また牛乳はカルシウムが多く、マグネシウムが少ないので、たくさん飲むことによって、カルシウム過多＋マグネシウム不足に陥る人は多いのです。長年のカルシウム過多＋マグネシウム不足が原因で、カルシウム沈着が起こりやすくなるのです。カルシウムが肩に沈着すると肩が痛くなりますし、血管に沈着すると血管の内壁が硬くなって動脈硬化が進みます。足のコリやふくらはぎのこむら返りも、血液中のカルシウム過多によって引き起こされるのです。

また、骨がもろくなり、骨折しやすくなるのも、カルシウム過多が原因です。マグネシウムやビタミンDがないと、カルシウムは骨に沈着せず、血中に流れ出るままになります。牛乳が骨粗しょう症の原因になるのです。

こうした症状に悩む方の治療はもちろん、プロテイン＋低糖質食＋メガビタミンです。それに加えて牛乳を止めていただき、マグネシウムを補給します。

学校給食で長年つづけてきた牛乳も、そろそろプロテインに変えていただければ、国民の健康レベルはかなり向上すると思いますが、いかがでしょうか。

## ×ウイルス感染は仕方がない

オーソモレキュラーニュースサービスならびに国際オーソモレキュラー医学会の医師たちが、ウイルス感染の予防や症状緩和のための栄養療法を発信しています。

・ビタミンC：３０００㎎／日（またはそれ以上。分けて服用すること）

・ビタミンD3：２０００ＩＵ／日（1日5000ＩＵで開始、2週間後から2000ＩＵに減量。5000ＩＵは125㎍　2000ＩＵは50㎍に相当）
・マグネシウム：４００㎎／日（クエン酸マグネシウム、リンゴ酸マグネシウム、マグネシウムキレート、または塩化マグネシウムとして）
・亜鉛：20㎎／日
・セレン：１００㎍／日（大人に対する推奨量。子どもに対しては体重によって服用量を調整）

このようにビタミンD、マグネシウム、亜鉛、セレンをビタミンCと同時に摂取することで、ウイルスに対する免疫機能を強化することが示されています。

海外での状況や成果、分子栄養学の理論と実践を踏まえて、私のウイルス感染症対策をまとめます。

**〈ウイルス感染予防・1日量〉**

・断糖して、ウイルスの「エサ」を絶つ
・プロテイン：規定量20ｇ（60㏄）×２回
・ビタミンC：腸耐性用量（6～30ｇ）

・セレン：1か月目は400mcg、その後200mcg
・NAC（N-アセチルシステイン）：1000～2000mg（抗酸化作用を示すアミノ酸のひとつ、グルタチオンの前駆体）
・その他にビタミンA、ビタミンD、ビタミンE、亜鉛、マグネシウムなど

NAC（N-アセチルシステイン）はグルタチオンの前駆体ですが、グルタチオンは免疫細胞を守り、直接的な抗ウイルス作用も期待できます。また、免疫系内のバランスを調整する上でも極めて重要です。

ミネラル類では、セレン、マグネシウム、亜鉛をビタミンCと同時に摂取することで、ウイルスに対する免疫機能を強化することができます。

もしも感染してしまった場合は、次の対策が効果的でしょう。

**〈ウイルス感染初期・1日量〉**
・プロテイン量を予防時の倍に増量
・ビタミンA：10万IU（2日間限定）※妊婦は1万IUまで
・ビタミンC：30分ごとに5g、お腹がゆるくなれば半分のペースに落とす

・ＮＡＣ（Ｎ-アセチルシステイン）：４０００～６０００mg

自宅療養の場合、点滴はできないかもしれませんが、可能であればＢ＋Ｃ＋グルタチオン点滴が有用です。

・ビタミンＢ＋ビタミンＣ＋グルタチオン点滴：Ｂ（Ｂ1、Ｂ3、Ｂ6は１００mg）＋Ｃ（30ｇ）＋グルタチオン（１８００mg）

このＢ＋Ｃ＋グルタチオン点滴は自費診療となり、所要時間は１時間半。

この点滴は抗ウイルス作用、抗炎症作用、解毒作用、血栓リスクの低下など、人体がウイルスおよびウイルスがもたらす症状と闘う力を底上げします。

＊

いかがでしたでしょうか。
本書を読んでくださる方は、古い情報や思い込みに惑わされず、自分の頭で考えて栄養療法を実践してくださることと思います。

どうかご自身の質的栄養失調を改め、不調を改善し、病気や不調にならないような心と体をつくってください。高価な食材・健康商品は必要ありません。オーソドックスなプロテインとビタミン・ミネラルのサプリメントだけで実践できるのです。

間違った情報に左右されず、必要な栄養素をご自身で十分に摂ることが、結局はいちばんの近道なのです。

コラム

# 抗酸化作用・美容効果のお勧めサプリメント

**・NAC**（N‐アセチルシステイン）（摂取1日の目安：1000～2000㎎）

ＮＡＣは活性酸素から体を守る「グルタチオン」の合成に必要なアミノ酸のひとつです。グルタチオンとは、システイン、グリシン、グルタミン酸という３つのアミノ酸が連なったペプチド（化合物）です。グルタチオンは酸化を防ぐことによる美白効果など美容面でも注目されています。グルタチオン点滴は広く病気の治療に用いられています。

グルタチオン合成に必要な３つのアミノ酸のうち、グルタミン酸、グリシンの２つはプロテインで補給可能です。つまりプロテインを飲んで、ＮＡＣ（N‐アセチルシステイン）を摂取しておけば材料が揃うので、体内でグルタチオンの合成が促進されます。グルタチオンそのもののサプリメントもありますが、体内で合成したほうが効率的ですので、プロテインとＮＡＣを摂ることをお勧めします。

**・R‐リポ酸**（摂取1日の目安：200～400㎎）

R‐リポ酸はエネルギー代謝において、糖質、脂質、タンパク質からつくられたピルビン酸から、クエン酸回路で利用されるアセチルCoAの生成を促進する作用があります。また、クエン酸回路内で補酵素としての働きもあり、ATPの生成には必要不可欠な栄養素です。

R‐リポ酸は、細胞膜を容易に通過することができるため、さまざまな場所で働くことができ、その抗酸化能力はビタミンCやEを大きく上回るといわれています。

また、ビタミンC、ビタミンE、グルタチオンなどがフリーラジカル（活性酸素）と反応して抗酸化機能を失った際、その抗酸化物質を還元・再生させるという働きも持っています。

**・還元型コエンザイムQ10**（ユビキノール）（摂取1日の目安：100～200㎎）

コエンザイムは、日本語で補酵素のことで、非常に優れた抗酸化物質です。

コエンザイムQ10には酸化型（CoQ）と還元型（CoQH2）の2つがあり、

抗酸化作用があるのは還元型です。還元型のコエンザイムQ10は、体を酸化ストレスから守ってくれます。コエンザイムQ10は、自ら抗酸化作用を発揮することもあれば、他の抗酸化物質をサポートしてくれることもあります。

サポート的に働く場合、抗酸化力を使い果たして酸化したビタミンC、ビタミンEを還元して、元の力に戻す役割があるのです。コエンザイムQ10があると、抗酸化ビタミンの再利用ができるので効率的です。

**・アスタキサンチン**（摂取1日の目安：6〜12mg）

アスタキサンチンは、サケ、エビ、カニ、卵の黄身に含まれる赤い色の色素で、トマトやニンジンに含まれるリコピン、β-カロテンと同じカロテノイドの一種です。強力な抗酸化作用を持ち、活性酸素の中でも毒性の強い「一重項酸素」を除去する力や、過酸化脂質を抑制する力に優れています。

一重項酸素を除去する力はリコピンの1・6倍、β-カロテンの4・9倍、過酸化脂質を抑制する力はビタミンEの千倍ともいわれています。

かなり強力な抗酸化作用が期待できることから、私もアスタキサンチンは摂っています。毎日の食卓にサケを登場させるのも良いでしょう。

**・ケルセチン**（摂取1日の目安：８００㎎）

フラボノイドの一種で、玉ねぎなどに多く含まれています。ビタミンPというビタミン様物質《ようぶっしつ》（ビタミンではないが、ビタミンに似た働きをする物質）のひとつであり、主にビタミンCの働きを助けます。血管をしなやかにするほか、活性酸素によるダメージを防ぐ抗酸化作用、そして抗炎症作用も期待できます。

アレルギーの緩和や白内障の予防、タバコの煙（副流煙を含む）で気管支が傷つけられるのを弱める効果があります。

**・ピクノジェノール®**（フランス海岸松樹皮エキス）（摂取1日の目安：60〜１００㎎）

「フランス海岸松」という品種の、松の樹皮から抽出された成分です。活性酸素を防ぐ効果が高く、血流を良くし、抗炎症作用もあります。コラーゲンの再生にも働くことから、高い美肌効果が期待されています。

現在、多くの学術研究がなされている注目の成分で、欧米では「現代最強の抗酸化物質」とも呼ばれている、アンチエイジングサプリです。

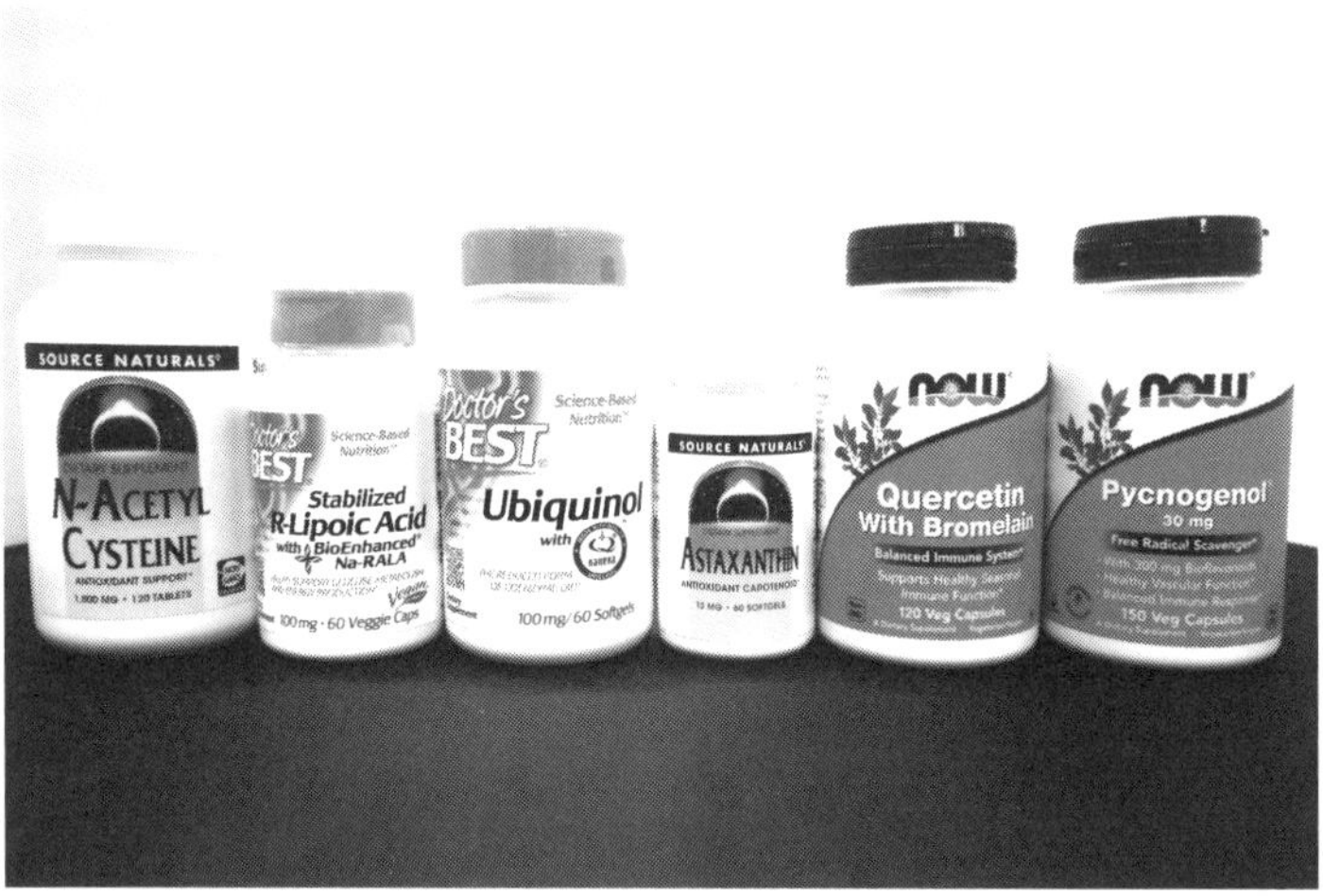


左からソースナチュラルのNAC （N-アセチルシステイン）、 Doctor's Best のR-リポ酸、還元型コエンザイムQ10（ユビキノール）、ソースナチュラルのアスタキサンチン、 Nowのケルセチン、ピクノジェノール®

# 第５章

## 症例集

――これまで生きてきた中で最も体調が良い！

実際に治した症例を提示できる治療——。それこそが、あらゆる患者さんにとって良い治療です。

慢性疾患が治る、若返って元気になる、生活が楽しくなる、そして患者さんの人生が向上することを願って、日々治療に奮闘し、研究を重ねています。

最近は、患者さんが私の本を読み、かかりつけの主治医に黙って転院してくるケースも増えています。患者さんの知識が、医師の知識を簡単に凌駕する時代。不勉強で薬を出すだけの医師は見捨てられる時代になりました。

そんな現状を象徴する症例をご紹介します。症例に記された用量は、隔日などの示しがない限り1日量です。

## 症例の血液検査が示す数値の解説

症例では受診時の血液検査の数値が記されています。主な検査項目について、最初にご説明します。一般的な基準値とは、健康な人の多くの検査データを基にして、統計学的に求められた数値のことで、95％の人が基準値の範囲に該当しているといわれています。なお、ＢＵＮ（尿素窒素）とＭＣＶ（赤血球恒数）、およびフェリチンについては、当院独自の基準で判断しておりますので、「当院での目標値」として記しています。また、ＲＢＣ（赤血球数）とＨｂＡ１ｃ（ヘモグロビンエーワシー）については、今回の症例では出てきませんが、重要な数値であるため、ご参考までに掲載しておきます。

・**ＢＵＮ（尿素窒素）**……血液中の尿素に含まれる窒素成分のことです。クレアチニンとＢＵＮの両方が高い場合は腎機能障害、基準値未満はタンパク質摂取不足です（重症の肝機能障害のときにも低くなります）。

○一般的な基準値　８～20（㎎／dℓ）

●当院での目標値　20以上（㎎／dℓ）

・**ＲＢＣ（赤血球数）**……赤血球の数で、基準値未満は貧血が疑われます。

○一般的な基準値　男性：430～570（万個／μℓ）
女性：380～500（万個／μℓ）

・Hgb（ヘモグロビン）……血液中の鉄の量で、基準値未満は貧血が疑われます。
○一般的な基準値　男性：13・0～16・6（g／dℓ）
女性：11・4～14・6（g／dℓ）

・HbA1c（ヘモグロビンエーワシー）……ヘモグロビンと糖が結合した糖化ヘモグロビンです。6・2以上になると糖尿病と診断されます。糖尿病はこの数値を下げることが大事です。

・ALP（アルカリホスファターゼ）……肝臓、胆道の病気やがんの転移を診る数値です。
ALPが200未満の場合、亜鉛不足です。
○一般的な基準値　100～325U／L
※令和2年4月からALPの基準値が変更され、従来の約1／3に。
旧基準では200未満は亜鉛不足、新基準では70未満は亜鉛不足。

**・MCV（平均赤血球容積）**……赤血球の大きさで、基準値未満では鉄欠乏性貧血が疑われます（鉄欠乏性貧血＝小球性貧血）。逆に大きすぎる場合（大球性貧血）には、ビタミンB12不足、葉酸不足が疑われます。

○一般的な基準値　80～100（fℓ）

●当院での目標値　95～98（fℓ）

**・フェリチン**……鉄分を貯蔵しているタンパク質の量です。ヘモグロビンは血液の中で活動している鉄分です。一方、フェリチンは内部に鉄を蓄えることができるタンパク質で、肝細胞などを中心として全身に分布しています。血液中の鉄分が不足すると、フェリチンに蓄えていた鉄分が放出され、血液中の鉄分量を調整します。ですから、ヘモグロビン値が正常でもフェリチン値が低下していれば、鉄の貯金が減っていることになり、鉄不足の症状が出ます。

○一般的な基準値　男性：20～220（ng／mℓ）
　女性：10～85（ng／mℓ）

●当院での目標値　当面100、最終的には150～200（ng／mℓ）

症例

# 起立性調節障害（OD）で自傷ありの女子中学生

中学2年生の女子です。令和元年頃から朝の寝起きが悪く、学校にも行けなくなりました。令和2年の1月には手首自傷に及んでしまい、メンタルクリニックに通院することとなりました。クリニックでは抗うつ薬のイフェクサー37・5~75㎎、サインバルタ60㎎の投与を受けましたが、効果は感じられなかったようです。

母親が本を読んで令和2年9月、当院を受診。身長160㎝、体重43㎏、BP（血圧）119／84。少し前からプロテインの「ザバス」を1日2回飲ませていました。肉、卵は食べられます。そこでNowアイアン、C1000を開始しました。プロテインのサポートとして必須アミノ酸（EAA）の処方薬、ESポリタミン2g×2包を処方。イフェクサーは中止とし、サインバルタは当面継続としました。

1週間後に再診。初診時の血液検査はBUN11・2、フェリチン31、ALP（新基準）150でした。フェリチンが低いので、フェルムを処方しました。

翌10月、プロテインが苦手で1日1回しか飲めていません。

11月、プロテイン1日1～2回。朝は弱いものの、少し元気になりました。しかし、学校は休んでいます。

12月、プロテインはあまり飲めていません。食事量も少なく、卵も週に3個食べるのがやっとです。サインバルタ60㎎を30㎎に減量し、抗うつ薬のドグマチール50㎎を追加しました。プロテインは1日5g（15㏄）×2回。

令和3年1月、血液検査はBUN15・7、フェリチン57でした。プロテイン1日5g（15㏄）×2回が飲めています。食欲が少し出てきて、時々登校できるようになりました。

2月、ここ1か月は毎日登校できており、食欲もかなり出てきました。

3月に入っても、休まず登校できるようになってきました。プロテイン2回も継続できています。ここでサインバルタを中止して様子を見るようにしました。

4月、休まず登校できています。サインバルタを中止して1か月ですが、まったく問題はないようです。

5月も登校できており、体調も問題ありません。ドグマチールを中止して様子を見ることにしました。

このようにタンパク不足の女性は、最初はプロテイン1日20g（60㏄）×2回が飲めません。子どもなら、なおさらです。母親は早く治したくて、いきなり大量のプロテインを飲ませようとしますが、途中から2回飲めなくなることがあります。

こうした場合は無理をせず、ESポリタミンを併用して少量頻回のプロテイン5g（15cc）×2回、可能なら5g×3回で開始するといいでしょう。

食が細い場合は、胃薬としても使われるドグマチールが有効です。ただし、女性の場合は月経が遅れるので50㎎まで。男性の場合は50㎎×2錠です。

それにしても、以前の主治医はどうして効きもしない抗うつ薬を処方したのでしょうか？　おそらく、手首自傷＝抗うつ薬という脊髄反射的な処方なのでしょう。まったく頭を使っていないとしかいいようがありません。

前主治医より母親のほうが新しい情報に精通していました。薬を処方するだけの医師は、勉強している患者に見捨てられる時代になりそうです。

症　例

# 統合失調症疑いで大量の抗精神病薬を投与されていた起立性調節障害（OD）の高校生

高校2年生の男子です。平成30年頃から、朝起きられなくなりました。学校にも行けなくなり、Aクリニックに通院し、統合失調症の疑いで投薬されていました。登校できなくなったため、通信制に転校。薬の副作用で10kgも体重が増加しました。本とFacebookを読んだ母親とともに、Aクリニックには何も告げずに、令和元年11月に当院を受診。Aクリニックの処方は、薬剤の種類も多く高用量でした。

抗精神病薬は、ジプレキサ15㎎、エビリファイ24㎎。

抗不安薬・睡眠導入剤は、レキソタン15㎎、フルニトラゼパム4㎎。

高用量の薬を投与されているせいで、ぼんやりとした表情をしていました。とはいえ、統合失調症らしい症状はありません。血液検査ではBUN11・4、フェリチン60。

高タンパク／低糖質食＋プロテイン2回。フェルム処方。Ｎｏｗアイアン、Ｂ50、ナイアシンアミド、Ｃ１０００を開始しました。薬は引きつづきＡクリニックで処方してもらうことにしました。

令和元年12月、卵と肉を増やし糖質は減らしています。プロテイン1日20ｇ（60㏄）×1～2回＋ナイアシンアミド×3錠＋Ｂ50＋Ｃ１０００。少し動く元気が出て、前向きになりました。薬も以前の半分に減らしてもらいました。

令和2年1月、朝の寝起きが良くなり、かなり元気になりました。Ａクリニックの処方は、ジプレキサ5㎎＋エビリファイ24㎎＋レキソタン15㎎＋フルニトラゼパム4㎎。

2月、かなり元気になり、朝は母親が起こさなくても自分で起きるようになりました。ＢＵＮ14・0、フェリチン１２８。プロテイン1日20ｇ（60㏄）×2回、ナイアシンアミド×3錠、Ｂ50×2錠、Ｃ１０００×3錠。

5月、進路で悩んでいると、Ａクリニックでは不調であると判断されて、薬を増量されたそうです。ジプレキサ10㎎＋エビリファイ18㎎、レキソタン20㎎＋フルニトラゼパム4㎎。

7月、すっかり元気になり普通になりました。薬はエビリファイ12㎎＋マイスリー10㎎に減量となりました。

8月、とても元気になり、エビリファイ中止となりました。

10月、血液検査はBUN9・4、フェリチン213でした。ナイアシンアミド×3錠＋フラッシュフリーナイアシン×3錠に増量しました。ビタミンE400を追加し、フェルムは隔日に減量しました。

Aクリニックへの通院は止め、当院でレンドルミンを不眠時薬として処方しました。

12月、睡眠薬なしで眠れるようになりました。その他、症状はありません。ビタミンD3&K2を追加しました。

令和3年1月、睡眠薬はまったく使っていません。4月から専門学校に行くことが決まりました。フェルム隔日服用をNowアイアン36㎎×1錠に変更。これで処方薬はなしとなりましたので、定期的な通院は終了しました。プロテイン＋ビタミンは継続するよう伝えました。

これは、まさにODが1年で完治した症例です。ただし、まだBUNが低いのでプロテイン継続は必要です。それにしても、統合失調症疑いでジプレキサ15㎎＋エビリファイ24㎎とは、まったく意味不明の処方でした。

症例

## ひとり暮らしで不登校、留年、うつ病になった大学生、1か月で完全復活

20代前半の男性です。国立大学に進学し、ひとり暮らしをしています。令和元年頃から学校を休むことが増え、令和2年4月、留年となりました。10月、眠れない状態がつづき、涙が止まらなくなり、希死念慮が生じてしまいました。

11月、両親とともに精神科クリニックを受診し、うつ病と診断されました。抗うつ薬レメロン0・5T＋睡眠導入剤ルネスタ2㎎の処方を受け、実家で静養することになりました。

本を読んだ母親に勧められ、12月に当院を受診。ひとり暮らしの頃は糖質ばかり食べていたそうです。2週間前からプロテインを開始して、少し元気になりました。薬が効いて眠れるようになり、落ち着いてきたといいます。高タンパク／低糖質食＋プロテイン1日20g（60㏄）×2回をつづけてもらいました。レメロン、ルネスタは、ひとまず継続としました。

1週間後の再診で、初診時の血液検査はBUN18・9、フェリチン60、ALP（新基準）53でした。プロテイン1日20g（60cc）×2回を飲み、高タンパク／低糖質食をしています。ルネスタはなくても眠れるようになりました。フェルム（鉄）、プロマック（亜鉛）を処方しました。

令和3年1月、かなり元気になってきて、ジムに行くなど意欲的になりました。レメロンがなくても眠れるようになりました。自分でもよく本を読み、自らビタミンB50、ビタミンC1000、ビタミンE400を購入して開始。3月までフェルム、プロマックは継続しました。

そして4月には復学可能となりました。以降はフェルム1錠をNowアイアン36mg×3錠に、プロマック1錠をオプティジンク（OptiZinc）2錠に変更して継続予定です。

ひとり暮らしで糖質まみれの生活。その結果、不登校、留年、うつ病となってしまったのです。最重度の鉄・タンパク不足＋亜鉛不足でした。

そんな人でも、1か月プロテインを飲むことで、完全復活を果たしました。今後は採血の数値を見て、鉄、亜鉛量を決定していきます。

症例

# コロナ禍で悪化、強迫性障害の20代女性

20代後半の女性で、両親と3人暮らしをしています。数年前から過剰な手洗い、目を洗う、同じ道を通る、などの強迫症状がありました。

令和2年、コロナ禍で仕事がなくなり、以後は無職となりました。その後、強迫症状が悪化してしまいました。手洗いを何度も繰り返すため、水道代が高くなったそうです。これまでにいくつかのクリニックを受診しましたが、改善しませんでした。

本を読んだ母親と一緒に、令和2年12月に当院を受診。プロテインは買ったものの、苦手であまり飲めないといいます。卵、肉はある程度食べることはできています。母親のほうには貧血があるそうです。

高タンパク／低糖質食＋プロテイン1日2回、Ｎｏｗアイアン、ナイアシンアミド、Ｃ1000を開始しました。

1週間後の再診で、初診時の検査はＢＵＮ14・0、フェリチン23、ＡＬＰ（新基準）42で

した。プロテイン10〜20g（30cc〜60cc）×1回、ナイアシンアミド×1錠は飲めています。プロテイン10g（30cc）×2回、ナイアシンアミド×6錠に増量するよう伝え、プロマック（亜鉛）、フェルム（鉄）を処方しました。

令和3年1月、プロテイン10g（30cc）×2回、ナイアシンアミド4〜6錠をつづけ、卵、肉をしっかり食べていました。気分が楽になり、手洗いの回数が減ってきました。

2月になると、かなり元気になってきました。強迫観念があっても我慢できるようになったそうで、手洗いが減り、手荒れがなくなりました。

3月には毎日プロテイン15g（45cc）×2回が飲めるようになり、とても元気になりました。血液検査の数値はBUN13・1、フェリチン108、ALP47でした。

4月には、プロテインとナイアシンアミドをしっかりつづけていました。強迫症状はほぼなくなり元気になったので、1年ぶりにアルバイトをはじめたと喜んでいました。

強迫症状は最重度の鉄・タンパク不足をともなっています。この女性も最初はプロテインが飲めませんでしたが、それもタンパク不足が原因です。毎日少量×2回を継続していると、飲めるようになってきます。強迫性障害にはナイアシンアミド500mg×4〜6錠が有効です。

症例

# 薬を減らしながらうつを治した20代男性

20代後半の男性です。妻と2人暮らしをしています。大学卒業後、銀行に就職し、3年前から島嶼《とうしょ》部の支店転勤となりました。令和元年にうつ病を発症して、精神科クリニックに通院。令和2年4月からは休職しています。回復しないため、実家で静養することになりました。

令和2年10月、本を読み、当院を受診。夜眠れず、寝ているときは寝汗が大量に出るのだそうです。朝も起きられません。

気持ちの浮き沈みが激しく、日中ふとしたときに死にたいと思ったり、何もないのに不安になることがあるといいます。過去の嫌なことがフラッシュバックして、叫びたくなることもあるそうです。また些細なことでイライラしてしまうのだそうです。

ここ2年で、体重が58㎏から80㎏になりました。内服薬は、レクサプロ2錠＋レメロン1錠＋エビリファイ1㎎＋マイスリー10㎎です。

2週間前からプロテイン1日20g（60cc）×2回を開始していました。高タンパク／低糖質食+プロテイン2回。ナイアシンアミド、ビタミンB50、ビタミンC1000、ビタミンE400を開始しました。以前からの薬物は継続としました。

1週間後に再診。初診時の血液検査はBUN14・5、フェリチン60、ALP（新基準）69でした。プロテイン1日20g（60cc）×2回+ナイアシンアミド500×6錠を継続しています。エビリファイは中止しました。日中眠気があるので、レメロン1／2錠に減量。フェルムを処方しました。

翌11月、まだ体がだるく眠気が取れません。ただ、かなり冷静になり、今後のことが考えられるようになりました。地元での転職を考えているそうです。レクサプロ1錠に減量しました。

12月、かなり元気になり、転職活動をはじめました。レメロン、マイスリーを中止しましたが、しっかり睡眠が取れるようになりました。レクサプロは1／2錠に減量しました。

令和3年1月、血液検査はBUN13・3、フェリチン131。2月からは新しい仕事に就くことになりました。レクサプロは中止し、フェルムは隔日に減量できました。

翌2月、新しい職場に出勤しているそうです。仕事も問題なくこなしていて、体調は良いそうです。

2年間で体重が20kg増加したのは、レメロンの影響も考えられますが、糖質過剰摂取＋鉄・タンパク不足です。これがうつ病の原因です。それでも3か月ですっかり良くなり、薬を止めることができました。

しかし3か月プロテインを飲んでいても、まだBUNの値は低いままです。これは長期間、最重度のタンパク不足であったことを物語っています。新しい仕事が3か月間、問題なくこなせるようなら治療終了予定です。

症　例

# 貧血で過食症の20代女性

20代後半、会社員でひとり暮らしの女性です。高校時代から貧血で鉄剤を処方されていました。数年前から3日に1回の頻度で、過食を繰り返していました。たくさん食べて吐こうと思っても吐けないので、下剤を使用しています。食べ過ぎた嫌悪感で翌日は絶食するなど、極端な食べ方を繰り返していました。

不眠にも悩まされ、生理不順、便秘もあります。何度か心療内科に通院しましたが、改善しませんでした。

本を読み、令和元年10月に当院を受診。過去にフェリチンを調べていて、平成27年のフェリチンは6・5、平成29年のフェリチンは5・5でした。少し前から、プロテイン、鉄、ビタミンB50、ビタミンC、ビタミンEを開始しているそうです。

当院の初診時の血液検査は、BUN26・4、フェリチン22、ALP（旧基準）101でした。高タンパク／低糖質食＋プロテイン1日2回。フェルム、プロマックを処方し、ビタミンはナイアシンアミドを追加しました。

翌11月、プロテイン1日20ｇ（60㏄）×２回を飲めており、過食はかなり減りました。ナイアシンアミド５００×６錠によって良眠できるようになりましたが、逆に過眠となってしまいましたので、ナイアシンアミド５００×４錠に減らしました。

令和２年１月、疲れにくくなり、元気になりました。過食は週１回程度に減りました。ＢＵＮ12・4、フェリチン30。プロテインは１日３回に増量するよう伝えました。

３月、とても元気になり過食はかなり減りました。毎年悩まされるはずの花粉症が治ってしまったそう。コーヒーを飲む量も減ってきたそうです。

8月、ＢＵＮ17・9、フェリチン54。プロテインを１日３回飲むと満腹になって食事が入らなくなるので、プロテイン量を１回15ｇに減らし、卵、肉をしっかり摂取するように伝えました。バター、生クリーム、ラード、ＭＣＴなどの良い油の摂取を勧めました。

この症例も、過食＝糖質です。プロテインは過食の特効薬です。新ＡＴＰセット＋ナイアシンアミドを追加すれば最強でしょう。途中ＢＵＮが低下していますが、これまでタンパク不足であった組織の修復に使われていた様子です。

症　例

# フェリチン150以上になっても鉄が必要な女性

フェリチンとは鉄と結合したタンパク質です。鉄を体内で貯蔵する「鉄の貯金」に例えられます。鉄不足による不調を改善するためには、フェリチン値100以上まで上げることが大切ですが、最近ではフェリチン150～200を目標にするべきと判断しています。

まずは30代前半の女性で、うつ病で受診された症例です。令和元年9月の初診ではBUN8・2、フェリチン12でした。そこから、プロテイン1日20g（60cc）×2回、フェルム（100mg）、ビタミンB50、ビタミンC1000、ビタミンE400を開始しました。

令和3年3月、血液検査の結果はBUN7・7、フェリチン183となりました。フェリチンが上がったので、フェルム（鉄）を隔日服用（隔日100mg　1日あたり50mg）に減量しました。

ところが、５月の受診では「鉄を減量してから調子が悪い」のだそうです。立ちくらみがしたり、気分が落ち込んだりしがちだそうです。そのためフェロミア２錠（１００㎎）に増量しました。その翌月の受診では、鉄剤を増やして調子が良くなったのだそうです。

別の症例を見てみましょう。

50代前半の女性で統合失調症を患っておられます。平成30年9月の検査ではＢＵＮ６・８、フェリチン16と、最重度の鉄・タンパク不足でした。プロテイン1日20ｇ（60㏄）×２回、キレート鉄のＮｏｗアイアン36×３錠、ナイアシンアミド、ビタミンＣ１０００を開始しました。統合失調症の場合は、ナイアシンアミドもしくはナイアシンが必要になります。

令和３年４月の受診では、ＢＵＮ13・５、フェリチン２３１とフェリチンは上昇しましたので、Ｎｏｗアイアンは中止しました。

しかし翌月、「鉄を中止してから気力が出ない」ということでしたので、Ｎｏｗアイアン36×３錠を再開しました。すると、翌月には「鉄を再開して調子が良くなった」という報告がありました。

これまで当院では、多くの女性に鉄剤を投与してきました。ほとんどの女性はフェリチンが１００を超えると別人のように元気になり、１５０を超えると、とても安定します。

しかし、この症例のようにフェリチン１８３、フェリチン２３１で鉄を止めると、調子が悪くなる人もいます。

おそらく、タンパク不足がつづいていると、鉄を止めにくくなると思われます。フェリチン値の推移を見ながらプロテインをつづけ、鉄の量を加減する必要があります。

症例

# 過食・おう吐を繰り返す女性

30代前半、教員の女性です。ひとり暮らしです。令和元年、職場でのトラブルがあってから、過食・おう吐を繰り返すようになります。考え事が止まらず、眠れなくなってしまいました。思考を整理できなくなり、混乱するようになったそうです。

令和2年11月から精神科クリニックに通院し、漢方薬を処方されていましたが、改善しません。令和3年1月から仕事を休んでいます。

本を読み、令和3年3月、当院を受診。身長161㎝、体重63㎏。少し前からプロテイン1日×1回、鉄サプリを飲んでいます。高タンパク／低糖質食＋プロテイン2回を飲むように伝えました。同時にビタミンB50、ビタミンC1000、ビタミンE400を開始しました。

1週間後に再診。初診時の血液検査はBUN14・4、フェリチン24、ALP（新基準）47でした。プロテイン1日20g（60cc）×2回が飲めています。甘いものの過食が減ったそうです。プロマック、フェルムを処方しました。

令和3年4月、プロテインを継続したため過食が減り、ここ数日はおう吐がなくなったそうです。体調も良くなり、体力が回復してきた実感があるそうです。先のことも考えられるようになり、転職をするつもりだそうです。ナイアシンアミド、マグネシウムを追加しました。

翌5月、毎日あった過食が週1、2回に減りました。朝は寝起きが良くなり、日中の眠気がなくなりました。体調の良さを実感しているのだそうです。便秘も改善しました。

過食は例外なく甘いものやパンなど、糖質の摂り過ぎです。鉄・タンパク不足（貧血）でクエン酸回路が回らず、その結果として糖質のドカ食いをしてしまいます。過食・おう吐を繰り返しては、質的栄養失調が悪化していきます。とりわけ過食症では亜鉛不足になりがちです。

プロテイン1日20g（60cc）×2回こそが、過食の特効薬です。この女性は初診時にすでにプロテインを飲んでいたので、ビタミンB、C、Eが同時に開始できました。

本を読んで受診された人は、しっかり理解できているので治りが早いです。不安、抑うつ、不眠がある場合は、ナイアシンアミドが有効です。

症　例

# 鉄剤が飲めなかった貧血・ＰＭＳの女性

30代前半の女性です。以前から貧血を指摘されていました。体がだるく、家事もこなせないそうです。

鉄剤のフェロミアを処方されましたが、ムカムカして飲めません。婦人科では過多月経があるといわれています。結婚して5年になり、妊娠を望んでいるもののまだ授かっていません。

令和2年3月、本を読み当院を受診。１か月前からホエイプロテイン１日20ｇ（60㏄）×２回を飲んでいます。お腹の調子も悪くないそうです。フェルムを処方し、ビタミンＣ１０００を開始しました。

１週間後に再診。当院でおこなった検査では、ヘモグロビン８・７、フェリチン４・９でした。フェルムは問題なく飲めています。プロテイン１日20ｇ（60㏄）×３回＋ビタミンＣ１０００×6錠にして、ビタミンＢ50、ビタミンＥ４００を開始しました。

翌4月、体が楽になってきて、少し走れるようになりました。

6月、血液検査はBUN10・8、フェリチン22、ALP（新基準）52。元気になり、疲れにくくなってきました。

10月、朝の寝起きが楽になってきました。元気になると、つい気がゆるんでプロテイン量が減ってしまうといいます。血液検査はBUN6・1、フェリチン44、ALP51。亜鉛が足りていないので、プロマックを追加しました。

令和3年2月、元気になり「体がとても楽だ」といいます。月経前症候群（PMS）で出血が多く、頭痛もあるそうです。ビタミンCとEを増量、ビタミンD3&K2を追加しました。

3月、ビタミンC1000×6錠＋E400×5錠に増量後、PMS、頭痛は軽減しました。

5月、体調が良く、月経時の出血量も減りました。エプソムソルト（硫酸マグネシウム）入浴をはじめて、快適だそうです。血液検査はBUN12・3、フェリチン28、ALP56でした。

1年ですっかり元気になりましたが、データ的にはまだ足りていません。貧血の治療は、プロテイン＋鉄。タンパク不足があると貧血は治りませんし、そもそもムカムカして鉄剤が飲めません。赤血球合成の補酵素は、ビタミンB6、葉酸、ビタミンB12、ビタミンC、ビタミンEです。過多月経にはビタミンC+ビタミンE高用量、ビタミンK2、マグネシウムが有効です。

症例

# 2回がんの既往がある女性も人生史上最高に元気になった

30代後半の女性です。夫と2人の子どもの4人で暮らしています。

28歳のときに子宮頸がんが見つかりました。子宮頸部を円錐状に切り取る手術を受けたそうです。また34歳のときは、胃がんを患い、胃の2／3を切除されています。

このように2回のがん既往歴があり、不安も不調も多い日々を過ごされていました。以前から貧血を指摘されていましたが、鉄剤はムカムカして飲めないので、鉄剤静脈注射（フェジン）を頻回受けているということです。

その後、友人からプロテイン・メガビタミンの話を聞き、プロテインを開始したものの、吐き気と下痢で飲みつづけられませんでした。

令和元年7月、当院を受診。食生活をお尋ねすると、パンやお菓子をかなり多く食べています。がん細胞のエサが糖質であることや、鉄・タンパク不足が、がんに悪影響を及ぼすことに関する知識は持っておられませんでした。

初診時はプロテイン５g（15cc）×３回、Ｎｏｗアイアン、ビタミンＣ１０００から開始しました。また次回受診までに、本を読んでおいてくださいと伝えました。

１週間後の再診で、初診時の血液検査はＢＵＮ11・４、フェリチン30であることをお伝えしました。１週間の間に本を読み終え「プロテインとビタミンの重要性が理解できました」といわれました。毎日プロテイン５g（15cc）×３回は飲めているそうです。以前より卵や肉を意識して食べ、糖質はご自分なりに減らしています。プロテインが飲めているので、フェルム（鉄）を追加、同時にビタミンＢ50、ビタミンＥ４００を開始しました。

翌８月、フェルム（鉄）はムカムカすることなく飲めています。プロテインは１日10g（30cc）×２回のペースで飲めています。

９月には、プロテイン１日15g（45cc）×２回と、増量して飲めるようになりました。この頃からお菓子はまったく食べなくなったそうです。プロテインが飲めているので、糖質欲求が抑えられているようです。かなり元気になり、体力がついてきたような気がするといわれました。

10月には、毎日プロテイン20g（60cc）×２回とビタミンＣ４gを飲めていました。体調はとても良く、「今までの人生で最高に元気な状態になった」とおっしゃっていました。とりわけ、肌の調子がとても良くなったと喜んでいます。血液検査ではＢＵＮ９・６、フェリチン48でした。ビタミンCは、お腹がゆるくならない程度まで増やすように指示しました。

このように典型的な質的栄養失調であったことが、30代にして2回もがんに罹患された要因のひとつです。貧血と聞くとフラフラするけど病気ではないと思うかもしれませんが、貧血は万病の元です。タンパク不足で鉄剤が飲めなかったとはいえ、鉄剤静脈注射（フェジン）を何度もおこなうのも非常に良くありません。活性酸素を発生させて、寿命短縮の危険性があります。

ここ3か月間のうちにプロテインがかなり飲めるようになり、鉄剤も継続できていることで「人生史上最高に元気、肌の調子も良い」という言葉が出てきたのだと思います。

このままプロテイン1日20g（60cc）×2回を飲みつづけながら、ビタミンA、ビタミンD、ベンフォチアミン、ナイアシンアミド、セレン、亜鉛、マグネシウムを追加していきます。

症　例

# 不妊症治療症例

30代後半の女性です。７年間公立病院で不妊症治療をおこなっていますが、上手くいっていません。これまで体外受精を３回実施されましたが、一度は着床に至りましたが、８週で流産してしまい、育つことができませんでした。

その後、本やFacebookで栄養の情報を得て鉄不足かもしれないと思い、フェリチン値を測定したところ、フェリチン12と低い値でした。

平成30年７月、当院を受診。お話を聞くと、お菓子が大好きでよく食べているそうです。体調はいつも疲れやすく、冷え性があるそうです。血液検査の結果はＢＵＮ17・2、フェリチン10でした。

高タンパク／低糖質食＋プロテイン１日20ｇ（60㏄）×２回と、鉄はＮｏｗアイアン、ビタミンＢ50、ビタミンＣ１０００、ビタミンＥ４００を開始するよう伝え、プロマック、フェルムを処方しました。

翌月、プロテイン1日20g（60cc）×2回は飲めていました。高タンパク／低糖質食もきちんとできているそうです。ビタミンCは5g飲んでいます。夫も一緒にプロテイン＋メガビタミンを実践しているそうです。

体調も変化してきました。虫に刺された後の腫れが治りやすくなったり、爪が伸びやすくなったり。何よりは、疲れにくくなった実感がありました。

10月、血液検査はBUN26・3、フェリチン68。4回目の体外受精予定を控えているそうです。ビタミンE400×1錠を2錠に増量し、ビタミンA、ビタミンD、セレンを追加しました。

平成31年2月、4回目の体外受精は8週で流産になってしまいました。ビタミンE400は2～3錠に増量としました。

4月、BUN23・0、フェリチン135。5回目の体外受精予定がもうすぐでしたが、令和元年7月の受診で、5回目の体外受精は流産だったのだそうです。

8月、6回目の体外受精をおこないました。この頃は体調がとても良くなっていました。11月、妊娠4か月目に入ったそうです。BUN13・1、フェリチン199。はじめて母子手帳をもらったと喜んでおられました。出産予定は翌年の5月。妊娠中は胎児に必要なタンパク質量も考慮すると、プロテインは本来1日20g（60cc）×3回は飲ませたいものの、つわりのため20ｇ（60cc）×２回しか飲めないそうなので、飲みやすいＥＡＡも併用しました。

令和２年３月、妊婦健診でも安定しているそうです。プロテイン20ｇ（60cc）×２回＋ＥＡＡ10ｇに増やすよう伝えました。ビタミンＢ50、ビタミンＣ、ビタミンＥ、ビタミンＤは毎日規定量で、ビタミンＡとセレンを時々摂ってもらいました。

５月、出産間近となりました。妊婦健診でも順調で、体調も良いそうです。

その後、無事に元気な赤ちゃんをご出産されました。おめでとうございます。

通院をはじめて２年、確実に栄養不足を克服するため、本当によくがんばりました。

症　例

# ぎっくり腰には「B+C+グルタチオン点滴」が著効する

40代の男性です。20年前から難病のIgA腎症、高血圧ありで、降圧薬を服用しています。プロテイン、ビタミンは飲んでいません。

令和3年2月に腰痛を生じ、非ステロイド性抗炎症薬（NSAIDs）を処方されました。その後、4月中旬に、ぎっくり腰になりました。

本を読んだ妻に勧められ、令和3年4月、当院を受診（妻は当院に通院し、プロテイン+鉄+メガビタミンで、すっかり元気になっています。3人の息子さんが多動気味でしたが、プロテイン+鉄+ナイアシンアミドを飲ませて改善しています）。身長168cm、体重74kg。少し前から、妻の指示に従ってプロテイン+メガビタミンを開始していたそうです。B+C+グルタチオン点滴を施行しました。

5月、初診時の血液検査はBUN18・5、フェリチン325、ALP（新基準）43でした。初回の点滴で、腰痛は8割ほど改善したそうです。プロテイン1日20g（60cc）×2回+

ビタミンB、C、Eを飲み、体重が2kg減ったそうです。

2回目の点滴を施行しました。点滴はこれで終了です。プロマックを処方し、マグネシウムを開始しました。その後、妻が当院を受診。「夫の腰痛は2回の点滴で、すっかり良くなりました」と報告してくれました。

ぎっくり腰にはB＋C＋グルタチオン点滴が著効します。1回目で症状が8割軽減し、2回目で完治するケースがほとんどです。今まで10例ほどおこなっていますが、全員がこのような経過です。C30gにグルタチオン１８００mgを追加するのがポイントです。抗炎症作用、活性酸素除去作用による効果だと思われます。

再発しやすいようなら、月に1回予防点滴をおこなうのも良いでしょう。月1回の点滴をつづければ、ＩｇＡ腎症、高血圧も改善するでしょう。ヘルペスなどのウイルス疾患は1回の点滴で完治しますので、ウイルス感染症対策としても有用です。患者さんからは「こんなに良いものが、この世の中にあるなんて驚いた」といわれます。


**〈B＋C＋グルタチオン点滴　製剤名〉**

・蒸留水５００mℓ（２５０mℓを抜く。血管痛防止のため少し薄めています）
・ビタメジン２Ａ

・フラビタン（20）2A
・ナイクリン（50）2A
・パントシン（100）1A
・硫酸マグネシウム（1）1A
・カルチコール8・5%（5）1／2A
・ビタミンC（2g）15A
・グルタチオン（200）9A

**〈B+C+グルタチオン点滴に含まれるビタミン量〉**

・ビタミンB1：100mg
・ビタミンB2：40mg
・ナイアシン：100mg
・パントテン酸：100mg
・ビタミンB6：100mg
・ビタミンB12：1mg
・ビタミンC：30g

**〈B＋C＋グルタチオン点滴の対象となる疾患〉**

・がん
・ウイルス感染症（帯状《たいじょう》疱疹《ほうしん》、ウイルス性肝炎など）
・細菌感染症
・慢性疼痛
・ぎっくり腰など

このB＋C＋グルタチオン点滴は、保険適応外となります。保険適応内の用量は、ビタミンCなら2gくらい、グルタチオンなら200㎎ですので、少なすぎて話になりません。

## 症　例

# 〝物忘れ〟が主訴の40代サラリーマン

40代前半の男性です。2年前から会社で、これまでできていた仕事ができなくなったそうです。物忘れが多くなり、人との会話も難しくなり、コミュニケーションが取れなくなりました。そのため上司に受診を勧められました。

令和2年10月、妻とともに当院を受診。集中力がなく作業がつづかず、仕事に対してストレスを感じるのだそうです。3年前から高血圧で治療を受けています。食事内容を尋ねると、甘いものが多いようです。高タンパク／低糖質食＋プロテイン1日20g（60cc）×2回、同時にビタミンB50、ビタミンC1000、ビタミンE400を開始しました。

1週間後の再診で、初診時の血液検査はBUN15・1、フェリチン69、ALP（新基準）85でした。プロテイン1日20g（60cc）×2回＋低糖質食を継続できていて、ビタミンも飲めています。フェルムを処方。少し前まで頻繁に食べていたアイスクリームを止めたそうです。

翌11月、少し良くなり、意欲が出てきました。仕事のミスもありません。ただし人と話すのは、相変わらず苦手だといわれていました。

令和３年１月、元気が出てきました。血液検査はＢＵＮ21・0、フェリチン69でした。

２月、集中力が出てきました。忘れないようにメモをする、という行動が取れるようになりました。

３月、プロテイン＋低糖質食＋ビタミン＋鉄を継続できています。ミスがなくなり、問題なく仕事をこなせるようになりました。

この男性も明らかな糖質過剰摂取＋鉄・タンパク不足が原因です。

もしこのまま放置していれば、10年後に若年性アルツハイマー病になるのは確実でしょう。３か月フェルムを飲んでもフェリチンが上がらないのは、長年の最重度のタンパク不足が原因です。今後はナイアシンアミドを追加すれば効果的です。

症　例

# 他院に通院しているパニック障害女性

40代前半の女性で、夫と子ども2人の4人家族です。令和元年9月、運転中にパニック発作が起こりました。

令和2年2月から精神科クリニックに通院しています。そこでの処方は、ジェイゾロフト25〜50㎎＋ルネスタ2㎎です。

私の本とブログを読み、現在の主治医には何もいわず、6月に当院を受診。ＢＰ（血圧）94／68。1年前の血液検査では、Ｈｇｂ10、ＭＣＶ69でした。パニック発作は月1回程度ですが、予期不安が強いそうです。また甘いものが止められなくて困っているのだそうです。本の通りに卵、肉を増やして、「ビーレジェンド」のプロテインを1日2回飲みはじめたそうです。ＮｏｗアイアンＮ、ナイアシンアミド、ビタミンＣ１０００を開始しました。

抗うつ薬は、引きつづき以前のクリニックで処方してもらいました。

1週間後に再診。初診時の血液検査はＢＵＮ18・2、フェリチン8でした。プロテイン

1日10g（30cc）×2回が飲めていて、フェルムを処方しました。

令和2年8月、プロテイン1日20g（60cc）×2回が飲めるようになりました。卵、肉もしっかり食べています。気持ちが安定して、体が楽になっていました。ジェイゾロフト50㎎を飲んでいますが、ルネスタなしで眠れるようになりました。

ちなみに小学校6年生の娘さんは、フェリチン26という結果でした。母親にはビタミンB50、ビタミンE400を追加し、娘さんにもプロテイン1日2回＋Ｎｏｗアイアンを飲ませるように伝えました。

10月、BUN20・3、フェリチン37。体が軽くなり、ほぼ普通になりました。車の運転もできるようになり、どこでも行ける自信がつきました。

11月、とても元気です。ジェイゾロフトは25㎎に減量となりましたが、飲み忘れるようになったそうです。

12月、すごく元気になり、人生史上最高に元気になった感じがするといいます。以前の2倍速で動けています。診療室でも頭の回転が良く、応答スピードが速い。ジェイゾロフトは12・5㎎のみ服用しています。中止しても問題ないでしょう。一家でプロテイン＋メガビタミンを継続しているそうです。

出産後にひどい貧血＋タンパク不足（低血圧）がありましたので、これがパニック障害に至った原因です。しかし半年で別人のように元気になりました。何も知らない主治医は、今頃自分が治したと勘違いしているでしょう。

症例

# 発病後１年の統合失調症患者

40代前半の女性です。夫と２人暮らしで子どもはいません。

令和２年４月、職場の人間関係のトラブルでうつ気味になりました。幻聴、被害関係妄想あり。精神科病院で統合失調症と診断され、１か月入院治療をおこなったそうです。その後も通院をつづけています。

処方は、エビリファイ６mg＋抑肝散《よくかんさん》７・５g。薬で幻聴や妄想はなくなりました。しかし体がだるく、物事にやる気が出ません。どんなことにも興味が持てず、不安でいっぱいになってしまいます。

本を読み、令和３年４月、当院を受診。１か月前からプロテイン１日20g（60cc）×２回、高タンパク／低糖質食、ナイアシンアミド５００×６錠、Ｃ１０００×３錠を開始しています。抗精神病薬は、通院している病院で継続処方してもらうことに。エビリファイは同じ量で継続し、低カリウム血症の予防のため、抑肝散は５・０gに減量しました。鉄サプリのNowアイアンも開始しました。

1週間後に再診。初診時の血液検査はBUN14・8、フェリチン25、ALP（新基準）52でした。プロテイン、ナイアシンアミドなどは継続できているそうです。プロマック、フェルムを処方しました。

翌5月、朝の寝起きが良くなり、元気になってきました。やる気が出て、気持ちも明るくなったといいます。元気になったので、エビリファイは3㎎に減量となりました。

発病後1年でしたので、速やかに改善しています。仮に発病後10年なら、改善に1年程度は要します。今後、抑肝散は必要なくなり、エビリファイは1・5㎎程度に減量可能となるでしょう。

症　例

# 酩酊状態で運ばれたアルコール症

40代後半の女性で、母親と妹の３人暮らしです。専門学校を卒業後、就職した会社で10年勤務し、その後は関連企業で10年勤務して退職しました。20代後半から飲酒量が増え、酩酊しては転倒、尿失禁、大量服薬を繰り返していたそうです。

令和2年3月、酩酊状態で妹とけんかになってしまい、暴れた末に包丁を持ち出して警察に保護されてしまいました。数日後、飲酒後に妹の処方薬（ベンゾジアゼピン系など）を大量服薬して、総合病院ＩＣＵに救急搬送となります。翌日アルコール専門病院（精神科病院）に医療保護入院しました。

専門病院には2か月入院して、アルコール依存症プログラムに参加しました。断酒の意思を表明したそうです。

5月、当院を受診。それまで処方されていたノックビン（嫌酒薬）、ベルソムラ（睡眠導入剤）は継続することにしました。高タンパク／低糖質食＋プロテイン1日20g（60cc）×

2回。Nowアイアン、ナイアシンアミド、ビタミンC1000を開始しました。

1週間後に再診。初診時の血液検査はBUN8・6、フェリチン20、ALP（新基準）51でした。プロテイン1日20g（60cc）×2回は順調に飲めています。フェルム、プロマックを処方し、ビタミンB50、ビタミンE400をはじめてもらいました。

6月、プロテイン1日2回を継続し、断酒をつづけています。新しい職場で働いているそうです。

8月、ノックビンは中止しましたが、断酒はつづいています。血液検査はBUN14・7、フェリチン55でした。

10月、元気になり、体調はとても良く、アルコールをまったく欲しいと思わなくなりました、といわれていました。

この症例は、糖質過剰摂取→質的栄養失調→アルコール依存→栄養失調のさらなる悪化、というパターンです。アルコール症にもプロテイン＋メガビタミンが有効です。

『すべての不調は自分で治せる』にも、アルコール症患者の治療経過を掲載しています。

その患者さんは、毎日5合の飲酒が0・5合に減りました。アルコール代謝の補酵素はビタミンB1、ナイアシンです。代謝酵素はタンパク質ですので、プロテインとビタミン（とくにビタミンB1、ナイアシン）がアルコール代謝には不可欠です。

症　例

# 病歴40年のアトピー性皮膚炎患者

50代前半の男性です。40年来、アトピー性皮膚炎を患っており、皮膚科に通院していま す。10年前には、かゆみがひどくて眠れなくなり、入院したこともあります。

全身にステロイドのプレドニン軟膏を塗布しており、ご自分でも「ステロイド依存状態にある」とおっしゃっています。

ここ半年は、症状が悪化してきました。

本を読み、令和２年９月、当院を受診。身長１７１㎝、体重63㎏、ＢＰ（血圧）94／69。8月からプロテイン１日20ｇ（60㏄）×２回を開始し、糖質を減らしています。ＥＳポリタミン２ｇ×２包を処方し、ビタミンＢ50、ビタミンＣ１０００、ビタミンＥ４００を開始しました。

１週間後に再診。初診時の血液検査はＢＵＮ20・９、フェリチン93、ＡＬＰ（新基準）70でした。プロテインを３回に増やして糖質を減らし、体重は１・５㎏減りました。フェルムを追加処方。そして、ビタミンD３&Ｋ２、ナイアシンアミドを開始しました。

令和２年12月、プロテイン＋サプリをつづけていますが、まだ変化は感じないそうです。肌に良いとされる温泉へ湯治に出かけたといっていました。

令和３年１月、肌がきれいになってきて、かゆみが軽減してきました。

２月、肌の状態がかなり良くなり、ステロイドの塗布量が大幅に減りました。血液検査はＢＵＮ18・３、フェリチン１６９でした。マグネシウム、亜鉛を追加し、フェルムの毎日服用を隔日服用に減量しました。

４月、かゆみはかなり軽減して熟睡できるようになりました。ステロイド軟膏は最も軽い薬に変更してもらいました。

５月、かなり良くなったので、ステロイド塗布は体の一部分のみ使用することになりました。塩化マグネシウム入浴＋にがり塗布をお勧めしました。

このケースの初診時は、低血圧と鉄不足でした。

長年の重度のタンパク不足と糖質過多によるものです。プロテインを開始して４か月頃から改善しはじめ、９か月で顕著な改善を見せました。

アトピー性皮膚炎などの肌トラブルは、プロテインとサプリメントをつづければ、皮膚のターンオーバー３回で完治する見込みがあります。

皮膚のターンオーバーは、20歳では28日、50歳では１００日、70歳では２００日です。

つまり完治までには、20歳では３か月、50歳では１年、70歳では２年ほどかかるということになります。

症　例

# 病歴6年の男性うつ病は、やはり長年の最重度のタンパク不足

60代前半の男性で、妻と2人の子どもの4人暮らしです。6年ほど前から体調が悪く、頭がスッキリしないという状態がつづいていました。病院ではうつ病と診断され、6年間精神科に通院しています。そこでは抗うつ薬のパキシル、睡眠導入剤のフルニトラゼパムなどを処方されていました。

拙著を読み、令和元年12月からホエイプロテイン1日20g（60cc）×2回を開始し、食事は卵、肉を増量して、糖質を減らしていました。

令和2年2月に当院を受診。「プロテインをはじめてから、少し良くなったような気がする」とおっしゃっていました。プロテインは問題なく飲めていましたので、ナイアシンアミド、ビタミンB50、ビタミンC1000、ビタミンE400を開始しました。

1週間後に再診。初診時の血液検査はBUN25・2、フェリチン45、ALP（旧基準）74という結果をお伝えしました。タンパク不足、鉄不足、亜鉛不足です。ビタミンは問題な

く飲めているとのことですが、肉を食べる量がやはり少なかったようなので、しっかり食べていただくよう伝えました。ミネラル補給として、フェルム（鉄）、プロマック（亜鉛）を追加しました。

翌3月、かなり元気になって動けるようになったと、報告してくれました。以前の精神医薬、パキシル、フルニトラゼパムは飲まなくなっても何ともないそうです。

プロテインはすでにはじめていたため、BUNの値は高く出ましたが、男性なのにフェリチンがこんなにも低値になるのは、長年の最重度のタンパク不足がもたらしたものです。これは糖質ばかりを食べてきたからだとしか考えられません。うつ病を患う人は簡単に食べられる糖質で、お腹をいっぱいにしているケースが大半です。

この方は来院前からプロテインを飲みはじめていましたので、診療後すぐにATPセット＋ナイアシンアミドを開始でき、問題なく飲むことができました。

6年間のうつ病の原因は、最重度のタンパク不足にあったことがわかる症例です。

症　例

# シェーグレン症候群とリウマチの疑い

60代前半の女性です。10年前から躁うつ病（双極性障害）で当院に通院しています。躁状態やうつ状態で、何回か入院歴があります。

平成29年11月、眼の乾燥（ドライアイ）、口腔乾燥が見られました。内科でシェーグレン症候群と診断されたそうです。手指の関節痛もあり、リウマチの疑いありともいわれています。

プロテイン1日20g（60cc）×2回＋高タンパク／低糖質食をはじめてもらい、ビタミンB50、ビタミンC1000、ビタミンE400、ナイアシンアミドを開始しました。

その後、約3年間、プロテイン＋メガビタミンを継続しました。米、小麦などの糖質は完全に止めているそうです。

その結果、数年ぶりに涙が出るようになったそうです。関節痛もなくなりました。経過が良好なため、内科への通院が、3か月に1回から6か月に1回へ減らすことができました。躁うつの波もなく、精神的にも安定しているそうです。

シェーグレン症候群であるとか、リウマチの疑いがあるとか、病名はさまざまですが、プロテイン＋メガビタミンは病名に関係なく、すべての慢性疾患に効果があります。最近では病気の鑑別診断はあまり意味がないと思えてきました。

## 症例

# パーキンソン病にグルタチオン点滴は約7割が効果的

60代後半の女性です。5年前にパーキンソン病と診断され、神経内科で治療を継続しています。右手足の震え、体が硬い、足が前に出にくい、といった症状があります。処方薬の抗パーキンソン薬は、ミラペックスLA1・5mg＋ネオドパストンLA100mg×4・5錠です。

酵素風呂からの紹介で、令和2年4月、当院を受診。このまま動けなくなるのではという不安を強くお持ちでした。振戦（意図せず起こるリズミカルな震え）が目立ち、歩行も緩慢です。高タンパク／低糖質食＋プロテイン1日20g（60cc）×2回は、はじめているそうです。「生食（生理食塩液）50mℓ＋グルタチオン（200）9A＋C（1g）1A」の点滴をおこないました。

1週間後に再診。初診時の血液検査はBUN10・1、フェリチン134。プロテイン1日20g（60cc）×3回を飲めており、糖質は減らしています。ビタミンB50、ビタミン

Ｃ１０００、ビタミンＥ４００を開始しました。点滴は２週ごとに継続します。

５月、少し元気になり、落ち込まなくなりました。

６月、かなり元気になり、前向きになりました。糖質は減らせているそうです。ナイアシンアミドを追加し、点滴は３週ごとに継続することにしました。

８月、気持ちが明るくなりました。

11月、振戦が軽減して、動きが楽になりました。周りからもそう指摘されるのだそうです。今後も点滴は３週ごとに継続することにしました。

パーキンソン病に対するグルタチオン点滴は、約７割の人に効果があります。ほとんどの人は点滴直後から動きが良くなり、スタスタ歩けるようになります。効果持続は約２週間です。

この症例では、最初は効果が見られませんでしたが、プロテイン＋糖質制限＋メガビタミンを併用することで効果を認めています。現在も３週ごとに点滴をしていますが、効果が持続しています。

症　例

# 発病後1年経過したリウマチ患者の痛みを軽減

70代前半の女性です。令和2年に入り、関節に痛みが生じるようになりました。両足の指の付け根も痛み、両手にはむくみと痛みがあります。また右手の手首部分にも痛みがありました。令和2年5月、他院で慢性関節リウマチと診断されました。

栄養療法でリウマチを完治させた「(お好み焼きの）あたご屋」のYouTubeを見て、令和3年3月に当院を受診。身長158cm、体重55kg、BP（血圧）156／98。

リウマチの投薬は受けていないのだそうです。若い頃は貧血に悩んでおり、今も昔も甘いものは大好きだそうです。

高タンパク／低糖質食に切り替えるように指示し、プロテインを1日20g（60cc）×2回、Nowアイアン、ナイアシンアミド、ビタミンC1000を開始しました。

1週間後に再診。初診時の血液検査はアルブミン3・8、BUN12・5、フェリチン99、ALP（新基準）73でした。プロテイン1日20g（60cc）×3回、ナイアシンアミド500

㎎×６錠を飲めており、お腹の調子も悪くないのだそうです。糖質はご自分なりに減らしているそうです。

さらにタンパク質を摂るため、ＥＳポリタミン２g×２包を処方しました。同時にビタミンB50、ビタミンＥ４００を開始しました。

令和３年４月、以前より痛みが軽くなったといいます。高タンパク食＋プロテイン＋ビタミンを継続しています。糖質はほぼ口にしておらず、パスタやバケットを食べると翌日痛みがひどくなるそうです。順調につづけておられるので、ビタミンＤ３＆Ｋ２、マグネシウムを開始しました。

５月、痛みはだいぶ軽減し、こわばっていた指が曲がるようになりました。高血圧の数値も20下がり、体重も２kg減ったと喜ばれていました。ミネラル補給のために、自然塩の「ぬちまーす」を開始しました。

６月、痛みはかなり軽減したそうです。ただし、つい穀物や果物を食べると、翌日痛くなるそうです。やはり低糖質食を継続すれば、痛みが軽減することを実感されていました。

このようにリウマチは、糖質過多＋タンパク不足が原因です。体はタンパク質をつくっては壊し、つくっては壊しを繰り返して生命を維持しています。新しいタンパク質が十分に供給されないと、使い古しの変形アミノ酸を用いてタンパク質がつくられることになります。

すると、体の免疫反応が誤ってそれを非自己（異物）と認識してしまい、自己抗体がつくられてしまいます。自己抗体はリウマチなどの自己免疫疾患の原因となります。

治療にはプロテイン＋高タンパク／低糖質食、そしてナイアシンアミド500㎎×6錠が必要です。つい気持ちがゆるんでお菓子や果物を食べると、症状が再燃します。

この女性は、発病後1年とまだ病歴が浅かったことから、3か月でかなり改善できました。プロテインを最初から1日20g（60cc）×3回飲めて、断糖できていたからです。

仮に、発病後10年であった場合は、改善まで6か月～1年程度は必要です。リウマチの薬を飲んでいる人は、栄養療法をはじめても、当面は服薬を継続してください。改善してくれば痛みも腫れも消失するので、そもそも薬を飲む必要がなくなります。

## 症例

# レビー小体病の治療

80代前半の女性です。認知症の疑いがあるということで、令和元年10月、ご家族とともに当院を受診されました。

ご家族によると、日付や時間がわからなくなることがあり、表情に乏しく、発語も少ないため、元気がないそうです。判断力もなくなった感じがするそうです。体が傾き、歩行が不安定となり、何回か転倒してしまいました。何度か幻視もあったそうです。

まずは認知症の検査を実施しました。

**〈認知症検査に用いる指標〉**

・ＨＤＳ－Ｒ（長谷川式認知症スケール）：日本で最も用いられている認知症テストです。30点満点で20点以下なら認知症という診断になります。

・数唱：100マイナス7の計算や数字の逆唱などのテストです。4点満点で、レビー小体病（DLB）では低下しやすく、アルツハイマー型認知症（SDAT）では保持されます。

・遅延再生：覚えてもらった3つの言葉を後で思い出してもらいます。6点満点で、レビー小体病では保持され、アルツハイマー型認知症では低下します。

・MMSE：世界で最も用いられている認知症テストです。30点満点で20点以下なら認知症との診断になります。21～25点は軽度認知障害（MCI）です。

この患者さんは、レビー小体病と診断できました。レビー小体病は認知症のひとつで、意識混濁、幻視、パーキンソン症状をともなう病気です。

検査の結果は、HDS-R18点、数唱1／4、遅延再生6／6。MMSEは18点でした。血液検査ではBUN19・7、フェリチン145でした。甘いものが大好きだということでしたが、高タンパク／低糖質食にしていただき、同時にプロテイン1日20g（60cc）×2回、ビタミンB50、ビタミンC1000、ビタミンE400、ナイアシンアミドを開始するように伝えました。

初診日は点滴もおこないました。点滴は、「生食（生理食塩液）50㎖＋シチコリン（５００）２A＋グルタチオン（２００）９A＋C（１g）１A」です。

２週間後の再診では、プロテインとビタミンは飲めているそうです。点滴の効果が非常に良かったのか、「頭がハッキリして、よく喋るようになった。体の傾きもなくなり、歩行が安定した。幻視もなくなった」そうです。

３週間後の再診。プロテインとビタミンはしっかり継続できていました。頭はハッキリしてきて、活気が出てきたそうです。体の傾きもなくなりました。

しかし、点滴から２週間経過した後は元気がなくなってしまったのだそうで、今後も２週間ごとに点滴を継続することにしました。

サプリメントの種類や量は、『すべての不調は自分で治せる』の認知症症例を参考にして、工夫してくださいと伝えました。

**〈再掲・認知症を改善したサプリメント例〉**

・プロテイン１日20g（60cc）×２回
・ベンフォチアミン１５０㎎×２錠

・ビタミンB50×4錠
・ナイアシンアミド500mg×4錠
・ビタミンC1000×3錠
・ビタミンE400×4錠

以上を毎日継続した後、以下を追加

・マグネシウム
・ビタミンA2万5000IU
・ビタミンD1万IU
・セレン200mcg
・レシチン
・オメガ3

# 付録
# メソッドまとめ

## ステップ①

# 糖質を減らして、タンパク質を摂る

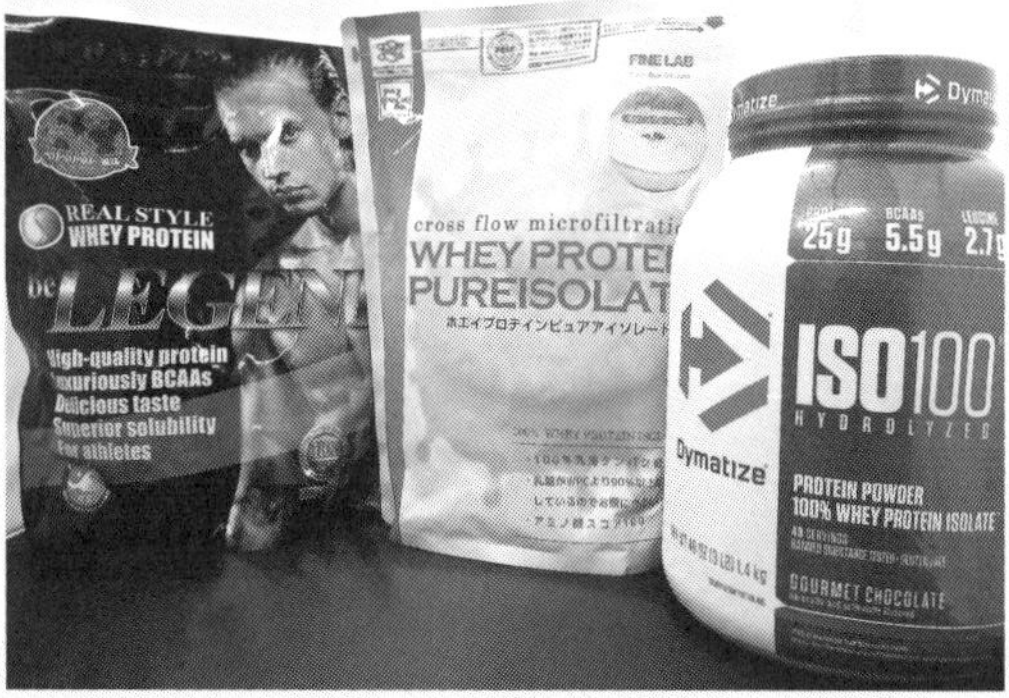


左からビーレジェンド、ファインラボ、ダイマタイズのプロテイン

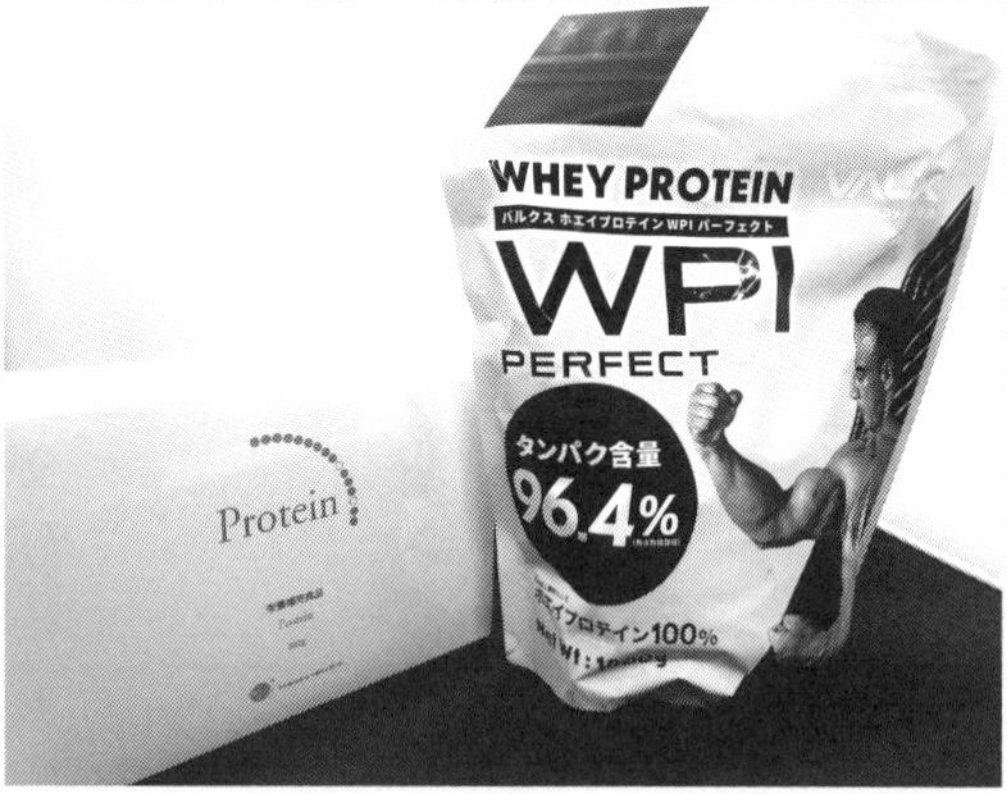


左からメグビープロ、バルクスホエイプロテインWPIパーフェクトのプロテイン

□普段の食事は、低糖質食を心がける（白米やパン、麺類は半分以下に。菓子、清涼飲料水を控える）。

□1日最低限の量として、抗加齢（アンチエイジング）と病気予防のためには、自分の体重×1gのタンパク質摂取が必要。

□成長期の中高生、妊娠・授乳期の女性の場合は、体重×1・5gのタンパク質摂取が必要。慢性疾患からの回復を目指すためには、体重×2gの量が必要。

□ほとんどの人は、食事から十分量のタンパク質を摂取できていない。そのため当院では、男女ともに1日20g（60cc）×2回のプロテインを飲むように指導。

□どうしてもプロテインを入手・摂取できない際は、卵を毎日5個食べる。

## ステップ②

# 分子栄養療法の基本セット、新ATPセットをはじめる

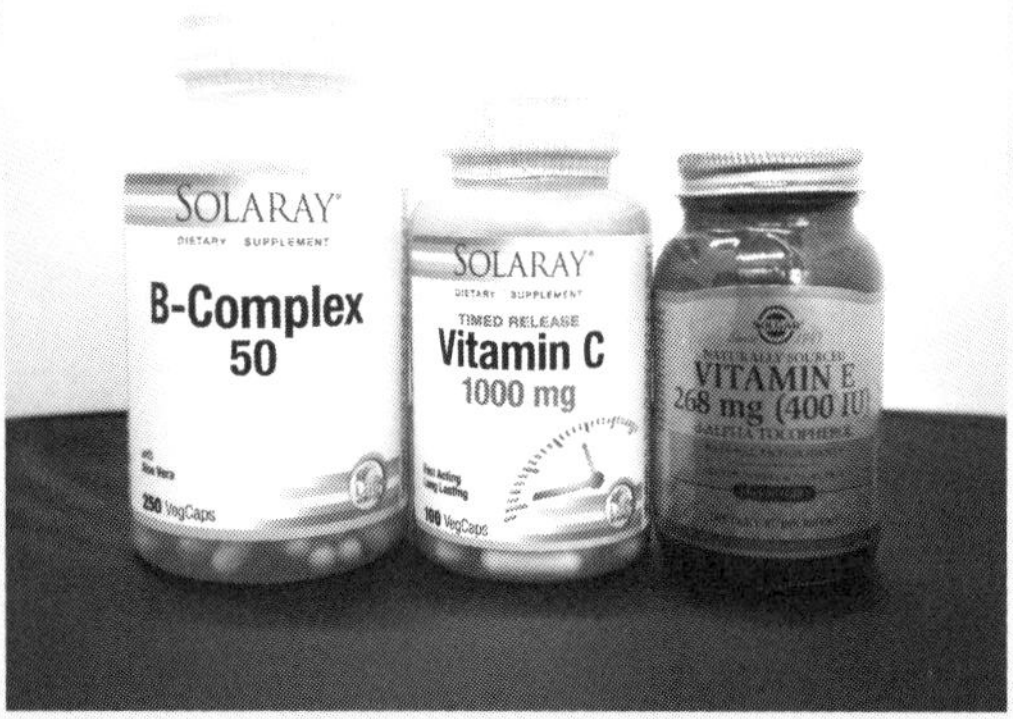


左からSolarayのB50コンプレックスとC1000、SolgarのE400（d - α - トコフェロール含有）

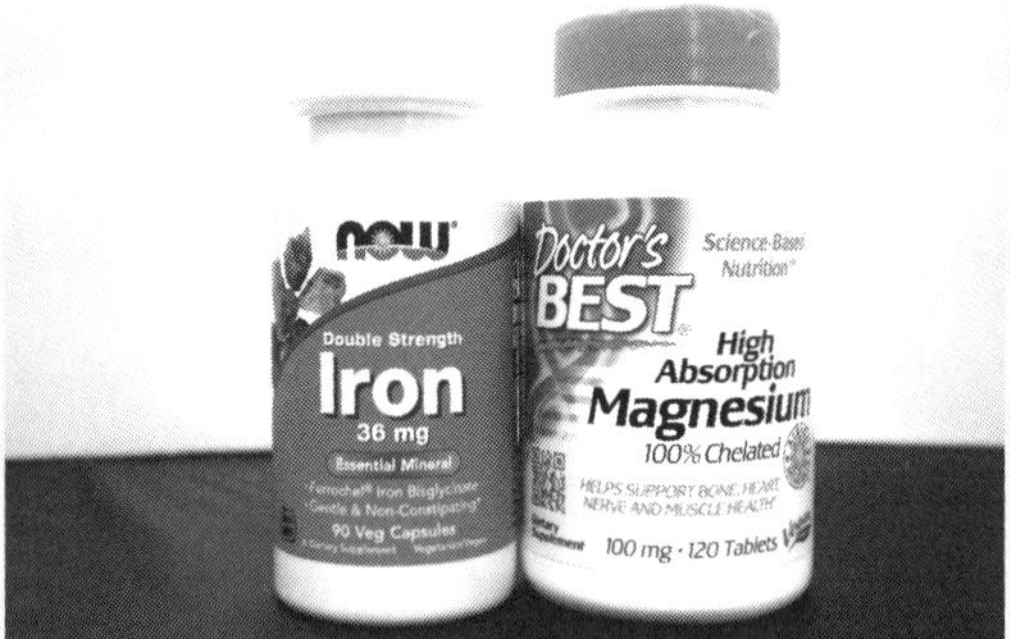


左からNowアイアン36mg、 Doctor's Best 100%キレート化高吸収性マグネシウム

**〈新ATPセット　1日の摂取目安〉**

・鉄：Ｎｏｗアイアン36㎎（キレート鉄）、必要量約１００㎎
・ビタミンＢ：Ｂ50コンプレックス、必要量１００～３００㎎
・ビタミンＣ：Ｃ１０００、必要量３０００～９０００㎎
・ビタミンＥ：Ｅ４００（d-α-トコフェロール含有）、必要量４００～８００ＩＵ
・マグネシウム：必要量４００～８００㎎

□新ＡＴＰセットとは、生きるエネルギーＡＴＰを量産するための補酵素、補因子として有効な、ビタミン・ミネラルを組み合わせたもの。

□水溶性ビタミン（B、C）は排泄されやすいので、１日２～３回に分けて摂取する。

□脂溶性ビタミン（E）は体内に蓄積されやすいので、１日１回にまとめて摂取する。脂溶性ビタミンの必要量は個人差があるため、１日量はひとつの目安として。

□ビタミンＣとマグネシウムは、お腹がゆるくならない最大量。お腹がゆるくなったら減量すること。

**〈新ATPセット　飲み方の参考例・1日量〉**

・鉄：Nowアイアン36㎎（キレート鉄）、3錠（夕に3錠）
・ビタミンB：B50コンプレックス、2錠（朝夕に1錠ずつ）
・ビタミンC：C1000、3錠（朝昼夕に1錠ずつ）
・ビタミンE：E400（d-α-トコフェロール含有）、1錠（朝に1錠）
・マグネシウム：100㎎、4錠（朝夕に2錠ずつ）

□B50は夜遅い時間に飲むと不眠になることも。夕方できるだけ早い時間に飲むようにすること。
□鉄とEは同時に摂取しないこと。Eは朝、鉄は夕というように8時間ほど時間をずらして服用する（吸収を阻害するため）。
□マグネシウムは2～3回に分けて服用。サプリメント（経口摂取）だけでなく、肌に擦り込む経皮摂取も心がける（付録のステップ④を参照）

ステップ③

# 健康維持や老化防止を強化したい人は、アド（AD）オンセット

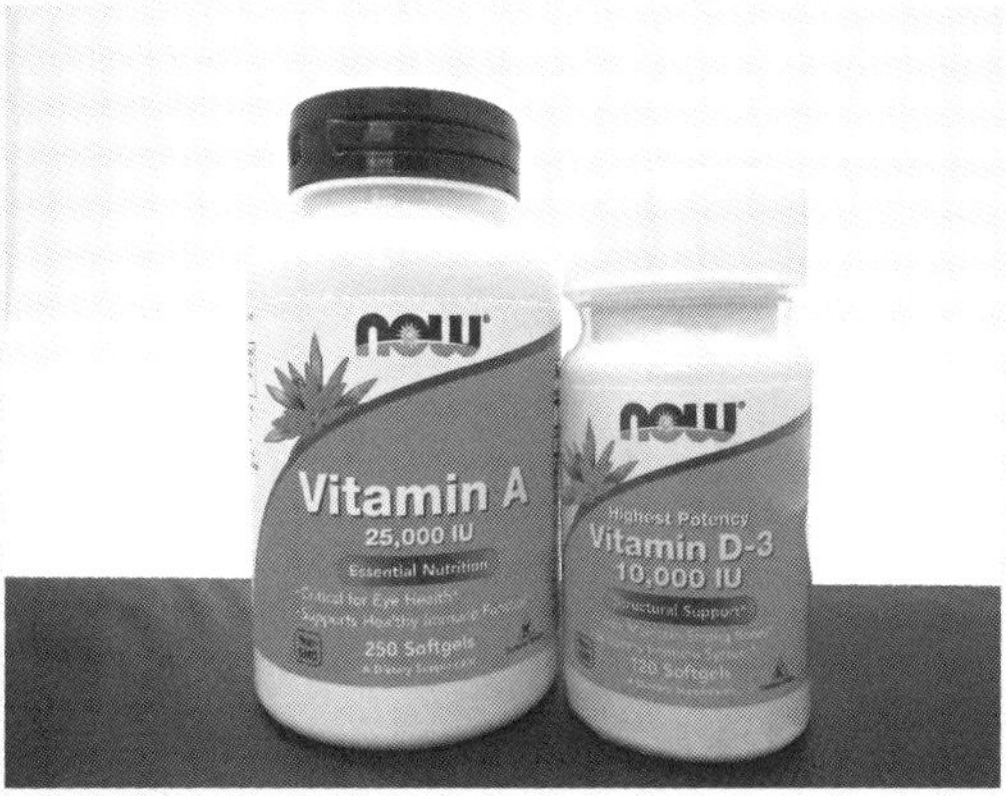

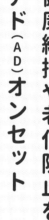

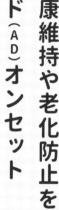


NowのビタミンAとD

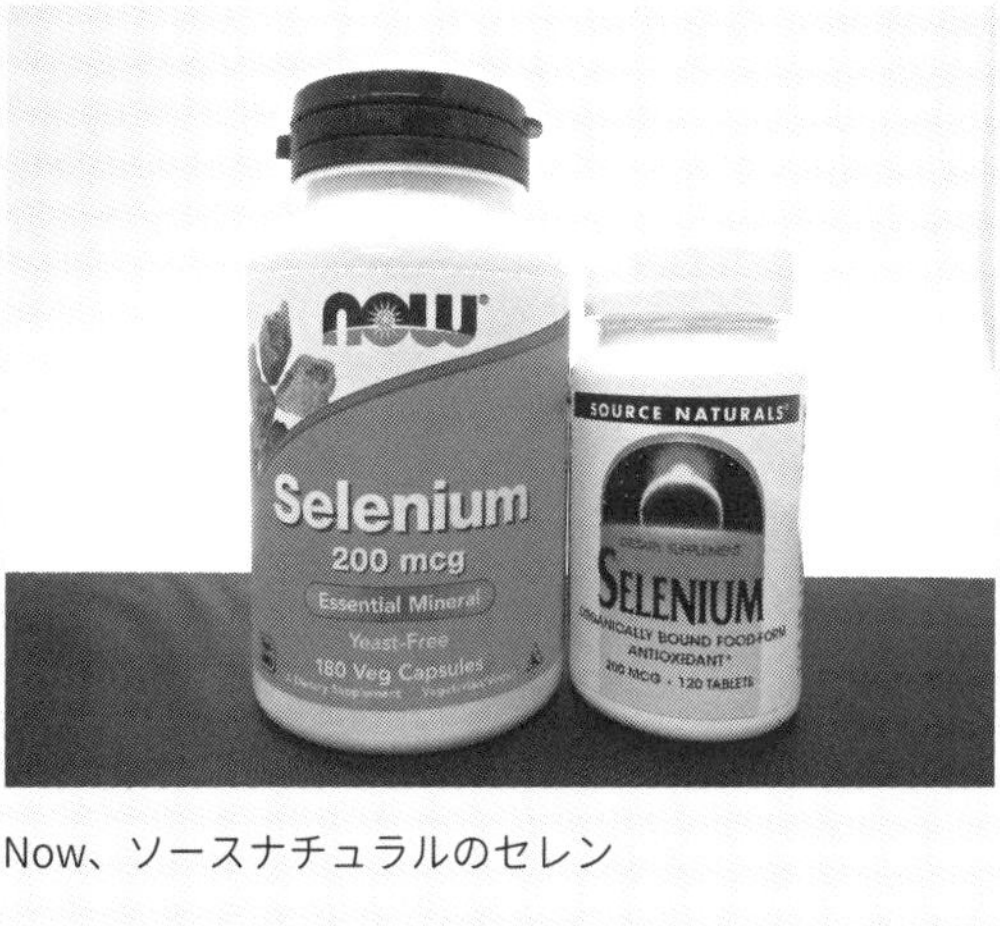


Now、ソースナチュラルのセレン

**〈アド（AD）オンセット　1日の摂取目安〉**

・ビタミンA：2万5000IU（※妊婦は1万IUまで）
・ビタミンD：1万IU
・セレン：200mcg

□アドオンセットは、ステップ①②を継続できている方で、さらに健康維持や抗加齢（アンチエイジング）を強化したい人に向けた組み合わせ。
□アドオンセットは、粘膜や皮膚を強くする脂溶性ビタミンと、抗酸化作用、がん予防にも使われるミネラルのセレンをセットにしたもの。
□脂溶性ビタミン（A、D）は体内に蓄積されやすいので、1日1回にまとめて摂取する（朝昼夕いつでも可）。脂溶性ビタミンの必要量は個人差があるため、1日量はひとつの目安として。
□セレンは200mcgならば、まったく安全で、毒性の心配はない（朝昼夕いつでも可）。

## ステップ④

# プラスアルファのビタミン・ミネラル

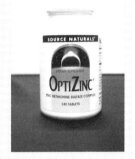

ソースナチュラルの亜鉛
（オプティジンク）

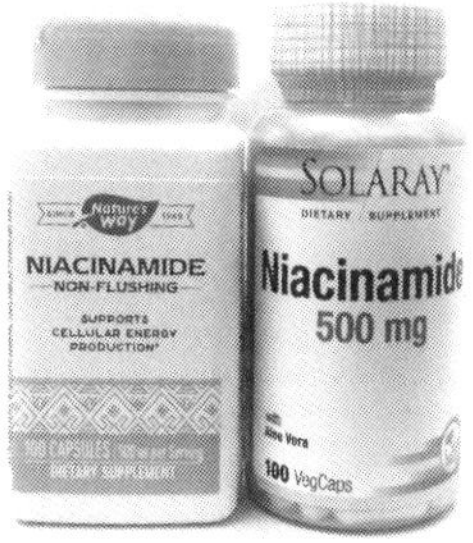


ネイチャーズウェイ、
Solarayのナイアシンアミド

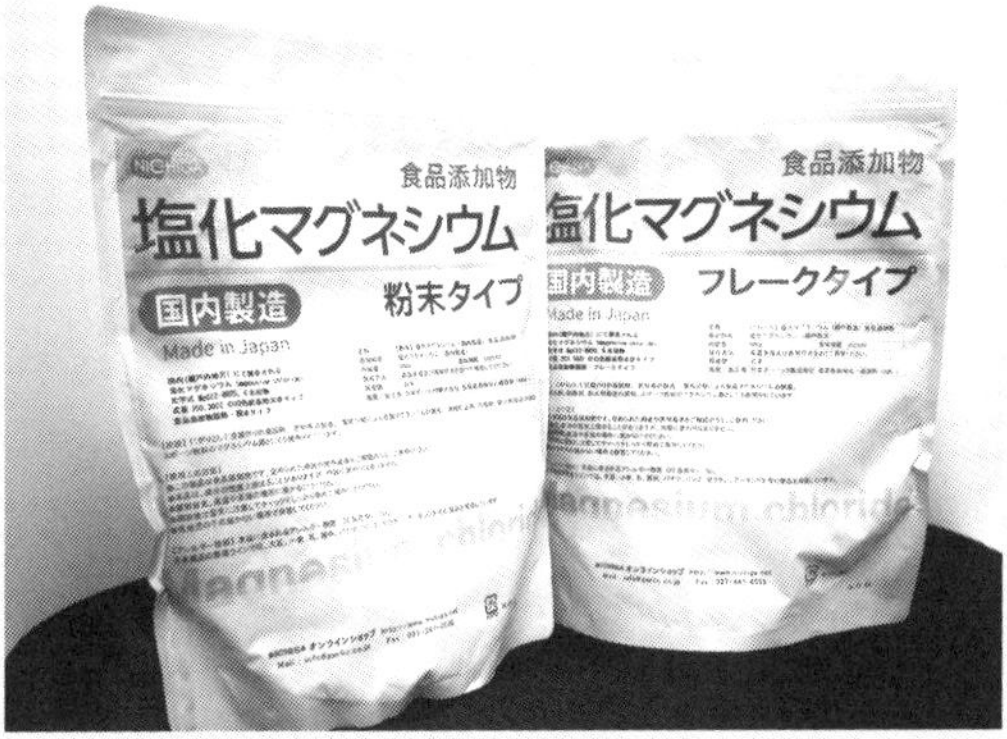


ニチガの塩化マグネシウム（粉末、フレーク状）

□日本人に不足しがちなミネラルは、鉄（とくに女性）、マグネシウム、亜鉛、セレン。亜鉛は、新ATPセット・アドオンセットに含まれていないので、摂取を心がける。

□亜鉛の必要量は、1日15〜30mg程度。たとえばオプティジンク（OptiZinc）の亜鉛は、3錠で18・9mg、5錠で31・5mg。私の場合はオプティジンクを1日2〜3錠。

□鉄と亜鉛を摂る際は、1日1回で8時間空ける（朝に亜鉛、夜に鉄）。亜鉛は空腹時を避ける（吐き気が生じる場合がある）。

□うつ、パニック、イライラ、怒りっぽいなどのメンタル不調、不眠、リウマチにはナイアシンアミド。1日500mg×3（朝昼夕1錠）で開始して、1週間後には500mg×6（朝昼夕2錠）に増量する。吐き気や眠気が出たら減量する。

□マグネシウムは肌からの吸収が早いので、経皮摂取を心がける。塩化マグネシウム（にがり）を肌にしっかり擦り込む。傷やアトピーなど炎症があると沁みるので、水で薄めて使用する。塩化マグネシウムは入浴剤・鼻うがい液としても活用できる。

# おわりに

## 若さとは年齢にこだわらず挑戦すること

いったい、若さとは何でしょうか。

分子栄養療法を実践して元気になり、心身ともに若々しくなる。

でも、それがすべての目的ではありません。

そこから先、自分のやりたいことができること、幾つになっても情熱を注げること。これこそが真に「若い」ということではないでしょうか。そういう意味では、人はいつまでも若くあるべきだと思います。

健康は自主管理ですから、自分のペースで体調を改善して、穏やかで充実した日々を送っていただくことが大事です。そんな人が近くに居たら、周囲の人も元気にしてしまうでしょう。一方、歳を重ねるごとに不調が増えて機嫌が悪くなってしまったら、おそらく周りも滅入りがちになってしまいます。

私も分子栄養療法の情報を発信したり、日々さまざまな症状に対峙したりしていると、いろいろなことが起こります。でも、どんなことがあっても、いつも元気で、判断力を失わないように努めています。それが私にとっての若さの意味、抗加齢（アンチエイジング）の目的なのだと思います。

もちろん誰もが、いずれ訪れる老いや死は避けられません。ただし老け込まないで元気でいられるかどうかは、個々人で大きな差が出ます。分子栄養学の実践者は、みなさん元気で長寿です。三石先生95歳、ロジャー・ウィリアムス95歳、ホッファー92歳、ポーリング92歳。全員、生涯現役でした。

私も尊敬する先人に倣い、生涯現役で分子栄養療法を実践し、有意義な知識と情報を発信していきたいと思います。

もっと多くの人に、栄養の大切さを知って欲しい。

患者さんもご自分で実践してみて効果を実感したら、ご家族など大切な人に伝えてくださっています。

その輪が広がっていくことが今の私の最大の喜びであり、意欲の源泉です。

分子栄養学を実践する人は、「もう歳だから」という言葉は禁句にしましょう。幾つになっても新鮮な心を失わず、一回限りの生を駆け抜けましょう、颯爽と。

●著者の本、FB、ブログ、FB グループ

藤川徳美：うつ・パニックは「鉄」不足が原因だった（光文社新書）

藤川徳美：分子栄養学による治療、症例集（NextPublishing Authors Press）

藤川徳美：うつ消しごはん（方丈社）

藤川徳美：薬に頼らずうつを治す方法（アチーブメント出版）

藤川徳美：精神科医が考えた！うつも消える！心を強くする食事術（宝島社）

藤川徳美：薬に頼らず子どもの多動・学習障害をなくす方法（アチーブメント出版）

藤川徳美：すべての不調は自分で治せる（方丈社）

藤川徳美：医師が教える！不調を自分で治す実践レシピ（世界文化社）

藤川徳美：メガビタミン健康法（方丈社）

著者の Facebook（https://www.facebook.com/tokumi.fujikawa）

こてつ名誉院長のブログ（https://ameblo.jp/kotetsutokumi/）

Facebook プロテイン＋メガビタミングループ

（https://www.facebook.com/groups/1727173770929916/）

●サプリメントの購入

iHerb　https://jp.iherb.com/

iHerb、マイページ（推奨サプリメントを掲載しています）

https://jp.iherb.com/me/5392347043143371124

（紹介コード JZD352 を使えば 5% 割引となります）

# 参考文献


1）三石巌：健康自主管理システム 1 〜 5（阿部出版）

2）三石巌：全業績 1 〜 27（現代書林）

3）山本義徳：アスリートのための最新栄養学（上、下）（NextPublishing Authors Press）

4）キャロリン・ディーン（藤野薫・訳、奥村崇升・監修）：奇蹟のマグネシウム（熊本出版文化会館）

5）マイケル・ジャンソン（大沢博・訳）：今日からあなたもビタミン革命（中央アート出版社）

6）Abram Hoffer, Andrew W. Saul: Orthomolecular Medicine for Everyone: Megavitamin Therapeutics for Families and Physicians.

7）Helen Saul Case: Orthomolecular Nutrition for Everyone: Megavitamins and Your Best Health Ever.

8）Abram Hoffer, Andrew W. Saul, Harold D. Foster: Niacin: The Real Story; Learn About the Wonderful Healing Properties of Niacin.

9）Steve Hickey, Andrew W. Saul: Vitamin C: The Real Story: The Remarkable and Controversial Healing Factor.

10）Michael J. Gonzalez, Jorge R. Miranda-Massari, Andrew W. Saul: I Have Cancer: What Should I Do?: Your Orthomolecular Guide for Cancer Management.

11）Andrew W. Saul: Orthomolecular Treatment of Chronic Disease: 65 Experts on Therapeutic and Preventive Nutrition.

12）Andrew W. Saul: Doctor Yourself: Natural Healing That Works.

13）Abram Hoffer: Healing Children's Attention & Behavior Disorders: Complementary Nutritional & Psychological Treatments.

14）Abram Hoffer, Andrew W. Saul: The Vitamin Cure for Alcoholism: Orthomolecular Treatment of Addictions.

15）Roger J. Williams. A Physician's Handbook on Orthomolecular Medicine .

16）Roger J. Williams. Biochemical Individuality: The Basis for the Genetotrophic Concept.

著者略歴

# 藤川徳美

精神科医、医学博士。1960年、広島県生まれ。1984年、広島大学医学部卒業。広島大学医学部附属病院精神神経科、県立広島病院精神神経科、国立病院機構賀茂精神医療センターなどに勤務。うつ病の薬理・画像研究や、MRIを用いた老年期うつ病研究を行い、老年発症のうつ病には微小脳梗塞が多いことを世界に先駆けて発見する。2008年に「ふじかわ心療内科クリニック」（広島県廿日市市）を開院。うつ病をはじめとした気分障害、不安障害、睡眠障害、ストレス性疾患、摂食障害、認知症などの治療に携わる。高タンパク／低糖質食を中心とした栄養療法で目覚ましい実績を上げている。著書に『うつ・パニックは「鉄」不足が原因だった』（光文社新書）、『うつ消しごはん』『すべての不調は自分で治せる』『メガビタミン健康法』（方丈社）、『薬に頼らずうつを治す方法』『薬に頼らず子どもの多動・学習障害をなくす方法』（アチーブメント出版）、『精神科医が考えた！うつも消える！心を強くする食事術』（宝島社）、『分子栄養学による治療、症例集』（NextPublishing Authors Press）などがある。

# お金をかけないアンチエイジング！
# 若さを保つ栄養メソッド

2021 年 12 月 29 日　第 1 版 第 1 刷 発行
2022 年　1 月 31 日　第 1 版 第 3 刷 発行

**著者**

藤川徳美

**編集協力**

林口ユキ

**デザイン**

杉山健太郎

**DTP**

山口良二

**発行人**

宮下研一

**発行所**

株式会社方丈社

〒101-0051

東京都千代田区神田神保町1-32 星野ビル2F

Tel.03-3518-2272 / Fax.03-3518-2273

https://www.hojosha.co.jp/

**印刷所**

中央精版印刷株式会社


ISBN978-4-908925-88-7

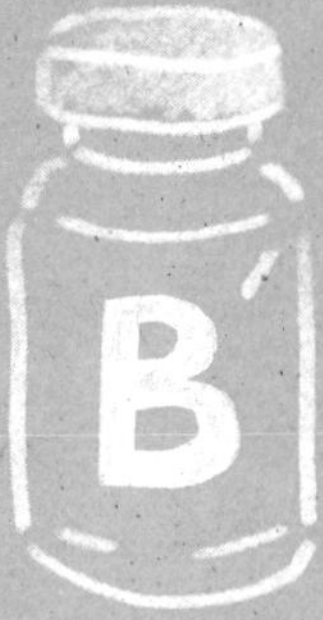
B